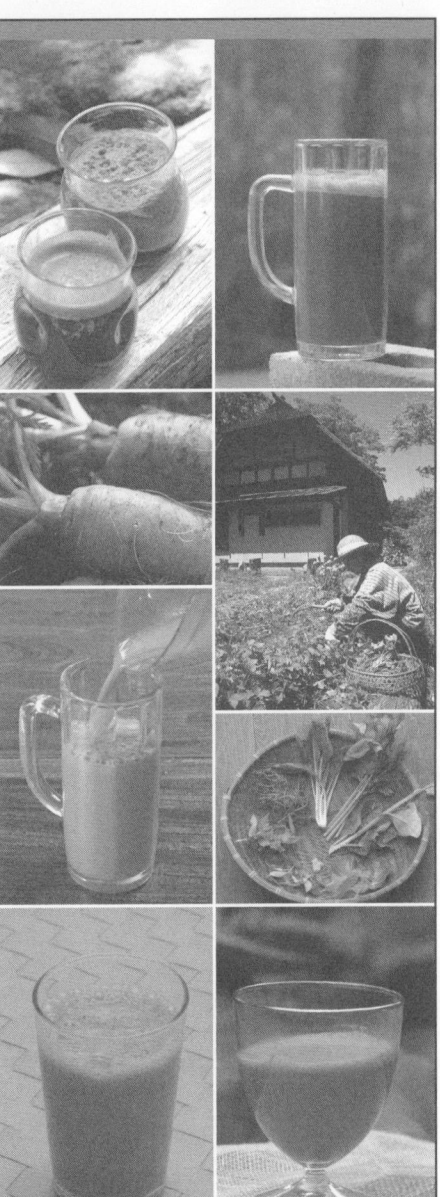

病と闘うジュース

境野米子

創森社

待ち望んだジュース摂取の福音書がここに

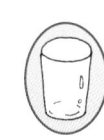

本書の著者、境野米子氏との出会いは、今から20年以上前、小生がS状結腸がんから転移性肝臓がんになって崖っぷちに立たされ、転移性がんへの手術と抗がん剤の限界がわかっていたため、治療をお断りし、最後の選択としてゲルソン療法という究極の食事療法を選択した頃であった。

氏はすでに茅葺の古民家に住み、福島の有機農法グループ「土といのちを守る会」の世話役をされておられ、ご自身の膠原病を甲田式療法と野菜ジュースで克服し、画期的な回復を見せておられた。当時の日本では食事療法の代替療法は一般に普及しておらず、それこそ「変わり者・変人」と見なされ、「偏屈者」の民間療法であったが、その変人同士が接近し、家族を巻き込んで親しくなり、今や「百年の知己」を得たように親交を深めている。

それぞれが膠原病・がんという病気の相手は違っても、お互い生活習慣の乱れ、免疫系の異常から生じた「獅子身中の虫」と共闘する戦友のような仲間になったのかもしれない。

現在、氏はがん、膠原病をはじめとする生活習慣病の栄養療法を推し進めるこの分野の旗手となり、全国を東奔西走し、活躍している。

本書『病と闘うジュース』は生活習慣病を治すだけでなく、それらの予防法として、また現在、日本国民が戦々恐々としている放射線によるがん予防のための手引書でもあり、必携の座右の書としてぜひお勧めしたい一冊である。

福島学院大学教授・大学院附属心理臨床相談センター長、心療内科医師 　星野　仁彦

日々の妙なるエキスこそが病を癒す〜序に代えて〜

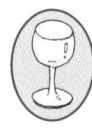

2011年3月11日に起きた未曾有の大地震と津波、そして原発の事故。この原発事故で飛び散った放射性物質により、築160年の古民家での暮らしの豊かさは失われました。お彼岸に始まる予定の茅葺き屋根の修復も、足場がかかったまま中断されています。ツクシもフキノトウも摘みませんでした。カキドオシやヨモギ、ドクダミも摘めないので野草茶もつくれません。毎朝飲む野菜ジュース用のホウレンソウ、カブレナ、ミツバ、フダンソウ、ミント、コリアンダー……などの葉物を収穫できないバカバカしさに呆然としています。

今までの暮らしの基準もひっくり返りました。草を食べて育つ鶏の放し飼い、平飼い卵は危険、配合飼料で育つケージ飼い卵のほうが放射能汚染の心配がないといった具合です。「玄米はだめですよ。胚芽部分に蓄積するから、よく搗(す)って白米にして食べること」と放射能の学習会で注意された、と友人が嘆いています。

ガイガーカウンター（放射能測定装置）を購入し、家の中や畑を計測してみましたが、平常時の10倍から20倍の汚染があります。幼い子どもさんを抱えるお母さんたちからは、「何を食べさせたらいいか」、「どうしたら放射性物質を減らせるか」と必死な質問がきます。そして、なによりも、県内の有機農業者たちのショックを思い、暗い気持ちになります。今日まで厳しい条件を一つ一つクリアして歩み続けてきた生産者たちのご苦労を知るだけに、若い担い手が育ち、社会の信頼も勝ち得てきたこのときに出荷停止処分を受ける不条理に、つらい気持ちでいっぱいです。

日々の妙なるエキスこそが病を癒す～序に代えて～

この汚染された地で、できることをしようと思い決め、畑の野菜を食べ始めました。もちろんよく洗い、水に漬けて振り洗いし、ゆでてからもたっぷりの水にさらします。気をつけなくてはいけないのは、放射能への感受性が強い幼い子どもと妊婦さん。「50歳を過ぎた人は生産者を支えるためにも食べよう」と呼びかけてもいます。また一方で、体の中に入ってしまったこの現実を見据え、しっかりとこの福島の野菜や魚を積極的に食べてほしいと思います。ぎの都会の方々は、放射性物質をできるだけ外に排出し、がんに負けない免疫力のある健康体を維持していくことも、ますます重要だと思えています。

甲田式食事療法を実践、指導してきた甲田光雄先生が「食べることよりも出すことが大事」と言い、出すための食生活、からだづくりに精魂を傾けてこられたことが、今役に立つと思えています。出すための食べ物で、いちばん効果があるのは、朝に飲む青汁やジュースです。食べることよりもまず飲むことです。これらの生の野菜には、たっぷりと酵素が含まれていて腸の環境も整え、免疫力のアップにつながります。

甲田療法とゲルソン療法は、塩分の摂取などについては違いもいろいろとありますが、青汁やニンジンジュースを勧める点が共通しているところにも、なにか不思議な縁を感じます。汚染された大地を浄化するために、菜の花やヒマワリなどを使った実験が始まっていますが、体の中を浄化するのは、「なによりも生の野菜や生の穀物から」と大いに期待をしているのです。

自著『病と闘う食事』（創森社）の姉妹版である本書では、野菜ジュース、青汁などのつくり方に重きをおいて解説。妙なるエキスが、がん、難病、生活習慣病に打ち克つ一助になれば幸いです。

2011年 初夏

境野 米子

待ち望んだジュース摂取の福音書がここに　星野仁彦　1

日々の妙なるエキスこそが病を癒す〜序に代えて〜　2

第1章　「病と闘うジュース」がいま、必要な理由　11

ニンジンジュースで免疫力（自然治癒力）を飛躍的に高める　12

ある日突然、難病と診断された私　12

なんと難病がうそのように治る!!　13

ニンジンジュースが、なぜ病と闘えるのか　14

ポイント　免疫力（自然治癒力）を高める三つの方法　15

星野式ゲルソン食事療法の教え　16

ポイント　ジュースの効用と飲み方　17

肝臓がん末期の父のジュース療法　18

野菜まるごとジュースが、がん克服の決め手に
〜星野式ゲルソン療法を実践するランチの会の体験集から〜　20

もくじ

母への食事療法の取り組みからの再出発　深津佳世子

- 母の末期がんが発覚　20
- ジュースを中心とした栄養療法　21
- 回復〜退院と自宅療養〜　22
- 残された私が目指したもの　22

二度の乳がん再発を克服し、治癒への道をひらく　矢澤容子

- 乳がん発病と2年後の再発　23
- 星野式ゲルソン療法との出会いと人生の軌道修正　23
- 野菜ジュースの調達で再発の兆しなし　23
- 「星野式ゲルソン療法を実践するランチの会」発足　23

乳がん再発予防のためのジュース・食事療法を実践　田崎京子

- 偶然に乳がんを発見して　25
- ゲルソン療法と出会い、大量のジュースを摂取　26
- 病気になる前よりも体調がよく、顔もピカピカ　27

乳がんの再発を抑え、病気になる前よりも健康体に　池末孝子

- 再発リスクの高い乳がんの告知を受けて　28
- 手術前から食事療法をスタート　28
- ニンジンジュースと野菜ジュースで肌のつやがよくなる　29

食事療法とニンジンジュースで大腸がんの再発・転移を抑えて　F・T

- S状結腸がんの手術と腸閉塞・虚血性腸炎　30
- 星野式ゲルソン食事療法に出会う　30
- ニンジンジュースをつくり、飲み始める　30
- 星野式ゲルソン食事療法の継続が心の支え　31

妙なる野菜ジュースで生きる力を得て

ゴーヤジュース

第2章 効きめ抜群！ニンジンジュースのつくり方　33

- 濃厚で爽快　ニンジン基本ジュース（ジューサーでつくる）　34
- ◆ポイント　ニンジンの種類・特徴と栄養価　38
- 味わい深い組み合わせ　ジャガイモ・ニンジンジュース（ジューサーでつくる）　40
- 効能あらたか　青菜・ニンジンジュース（ミキサーでつくる）　42

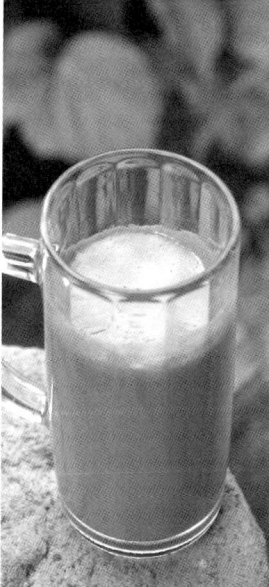
ニンジン基本ジュース

第3章 栄養丸ごとの実力派　青汁・青泥のつくり方　45

- うまい、もう一杯！　野菜と野草の定番青汁（ミキサーでつくる）　46
- ◆ポイント　ドクダミ、ヨモギ、ハコベ、ツユクサなどを生かす　49
- 気力を奮い立たせる　ミントとシソの青汁（ミキサーでつくる）　50
- 勢いのある逸材の組み合わせ　旬の野菜の青汁（ミキサーでつくる）　53

もくじ

第4章 生活習慣病・肥満を撃退 健康ジュースのつくり方 55

- 黒ゴマ・黒豆・黒米の揃い踏み
最強黒ジュース(ミキサーでつくる) 56
- 赤い色素のリコピンたっぷり
真っ赤なジュース(ジューサーでつくる) 60
- 独特の苦味で夏バテ防止
ゴーヤジュース(ミキサーでつくる) 63
- 体調を整える
ブルーベリージュース(ミキサーでつくる) 66
- ビタミンCがたっぷり
ブロッコリージュース(ジューサーでつくる) 68
- 体を温める快心作
ホットユズジュース(ミキサーでつくる) 70
- 風邪を吹き飛ばす
熱々くだものジュース(ミキサーでつくる) 72
- 腸の調子を整える逸品
ヨーグルトジュース(ミキサーでつくる) 74

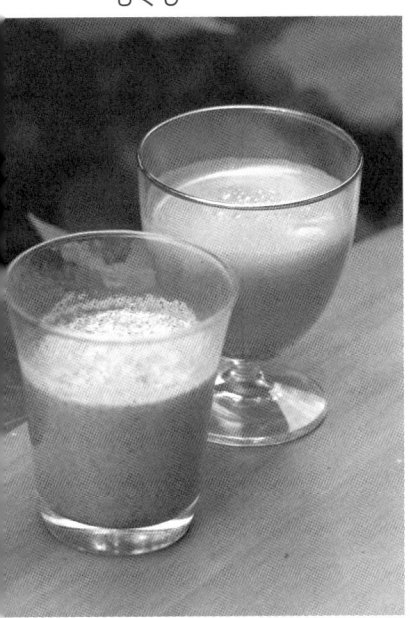

最強黒ジュースと真っ赤なジュース

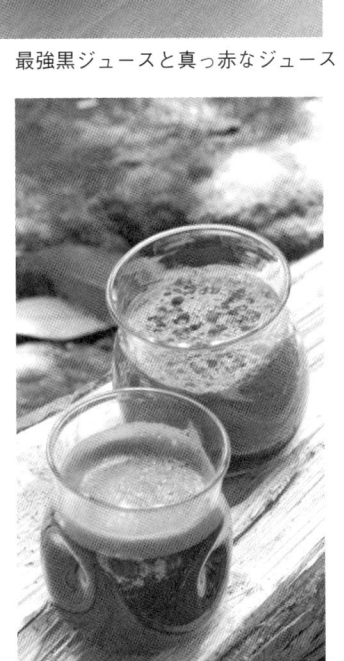

青汁2種

◆「病と闘うジュース」の飲み方・道具・材料・効能Q&A 76

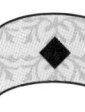

素人目には、とても元気になってきたのですが、「ジュースよりもご飯を食べなくては」と言い出しました。でもご飯を食べると、ジュースは「お腹がいっぱいだ」と飲みません。ご飯を食べ、ジュースは飲めるだけ飲むということでいいでしょうか。 77

== ジュース材料について 76

Q：なるべく一度にたくさんの手づくりジュースをつくり、冷蔵庫に保存しながら飲みたいのですがいいですか。 76

Q：ジュースの重要性はわかりましたが、ほかにもお茶や水も大切と思いますし、今までも飲んできたので、飲みたいです。でも星野式ゲルソン療法で、ニンジンジュースを1日に1ℓ、2ℓも飲むとしたら、お茶や水を飲む暇はありません。飲まなくてもいいのですか。 76

Q：ニンジンジュースは、がん以外にもいいのでしょうか。また、子どもでも実行していいのでしょうか。 76

Q：80歳の父ですが、肝臓がんの末期です。手遅れで、手術や抗がん剤も無理と言われました。知人から星野式ゲルソン療法をすすめられ、ニンジンジュースを毎日1ℓほど飲ませています。

== ジューサー、ミキサーについて 77

Q：家にあるジューサーでは少量しかできなくて、つくるのに大変です。大量につくれて、洗うのも簡単なジューサーはないのでしょうか。 77

Q：手軽に一人分のジュースをつくりたいのですが、高性能のジューサーの購入に踏み切れない場合、お試し期間のつもりでニンジンなどを細かく切ったり、すりおろして簡易ハンドジューサーで搾ったりして飲んでもよいのですか。 78

Q：ニンジンジュースはジューサーでなく、ミキサーでつくってもよいのですか。 78

■ジュース材料について 78

Q：ニンジンジュースにトマトなどを混ぜてつくってもよいのですか。 78

Q：ニンジン以外の材料で抗酸化の働きのある野菜ジュースはつくれるのですか。また、ニンジンかすは有効利用できるのですか。 78

Q：ニンジンジュースや青汁は市販のものではなく、手づくりがよいのですか。 79

Q：青汁は、5種類以上の野菜を入れないとダメですか。 80

Q：ニンジンや野菜は、有機栽培でないとダメですか。農薬や化学肥料が使われている可能性が高い市販のものでは、飲まないほうがましでしょうか。 80

■免疫力（自然治癒力）アップについて 80

Q：免疫力を保つために、ジュース以外にできることはありますか。 80

Q：私は慢性血小板減少紫斑病と鉄欠乏症貧血を持っています。食べ物以外にも気をつけることがありましたらお教えください。髪は美容院で2〜3ヶ月ごとにヘアダイとストレートパーマをかけています。ヘアダイとストレートパーマをかけないと精神的にストレスがかかりますので、なるべく続けて行きたいと思っています。

■サプリメントについて 81

Q：ビタミン剤に興味がありますが、ビタミン剤に入っているものはすべて安心してよいのでしょうか。また、がんなどの場合に、飲んだほうがいいサプリメントはありますか。 81

Q：ジュースを飲む以外に、プロポリスは飲んだほうがいいでしょうか。その安全性はどうでしょうか。アガリクスは本当に効くのでしょうか。値段もバラバラですが、やはり値段も関係あるのでしょうか。 82

主な参考文献一覧 10

あとがき 83

インフォメーション
◆ゲルソン療法の指導施設や患者の会、支援団体など 85
◆甲田療法を実践、支援する施設や団体など 85
◆ジュース材料となる有機農産物などの取り寄せ照会先 84

主な参考文献一覧

『ガン食事療法全書』マックス・ゲルソン著、今村光一訳(徳間書店)
『ガン栄養療法入門』ブレンダ・キッドマン著、今村光一訳(徳間書店)
『ガンと闘う医師のゲルソン療法』星野仁彦著(マキノ出版)
『ガン勝利者25人の証言』今村光一著(主婦の友社)
『奇跡が起こる尿療法』中尾良一著(マキノ出版)
『現代医学の盲点をつく』甲田光雄著(西会本部)
『断食・少食健康法』甲田光雄著(春秋社)
『家庭でできる断食健康法』甲田光雄監修(創元社)
『がんの芽をつむにんじんジュース健康法』星野仁彦監修(アスコム)
『一汁二菜』境野米子著(創森社)
『玄米食完全マニュアル』境野米子著(創森社)
『病と闘う食事』境野米子著(創森社)

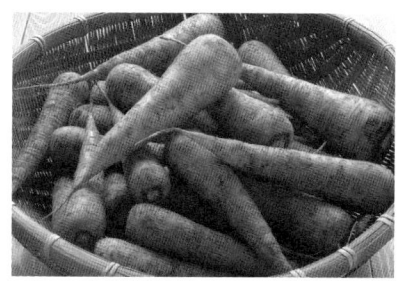

ニンジンは妙なるジュースの基本材料

第1章

「病と闘うジュース」が いま、必要な理由

　生の野菜や果物を食べていますか？　生の野菜・果物には、たくさんの生きた酵素があって、体の免疫力を高めてくれます。つまり生きている野菜・果物は消化を助け、排泄も助けてくれます。酵素は熱に弱いので、加熱して60℃を超えると活性を失ってしまいます。

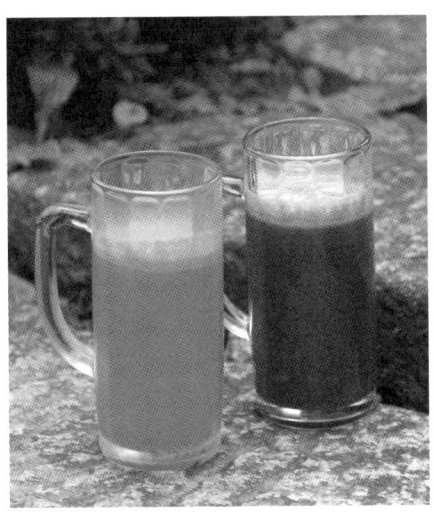

よく効く黒ジュース(右)と真っ赤なジュース

ニンジンジュースで免疫力（自然治癒力）を飛躍的に高める

ある日突然、難病と診断された私

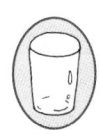

健康には自信がありました。徹夜も2、3日なら平気、どんな無理もきく体だと思っていました。病院には、お産以外で行ったことがありませんでした。更年期障害で苦しむ友人たちからは「何ともないの？信じられない」「憎らしい」などと言われていました。毎朝3人の子どもと夫に弁当をつくり、農薬を使わない畑を耕し、テレビの料理番組に出たり、料理の本を出版したりと、多忙な日々を送っていました。

また、長年の夢だった築150年の古民家を手に入れ、庭のあちこちから生え出てくる薬草に喜び、五右衛門風呂に入ったり、湧き水の井戸に感激したりして新しい住まい、暮らしに夢を膨らませていました。そして、屋根と母屋の修復が決まり、初めての茅刈りも大勢の参加を得て行い、「さあ、これから田舎暮らし」という、そのときに突然発病したのです。

1994年、もう16年も前のことです。膠原病の結合組織病と診断され、「治らない」と言われ、難病指定になりました。もちろんショックでしたが、両手の10本の指が腫れあがり、ものをつかむ、ボタンをはめる、靴下を履くといった簡単なことが何もできなくなったことが、何よりもつ

第1章 「病と闘うジュース」がいま、必要な理由

らいことでした。
日中は気がまぎれるせいか、指を動かさなければ痛みをあまり感じないのですが、寝ると「イタタタ……」と自分の声で目が覚めるような激しい痛みに、気が滅入りました。仕事ができないどころか、人の助けがないと暮らせない身になり、一生この状態が続くのかと思うと、「人生、終わった」と暗い気持ちになりました。

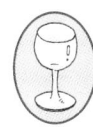

なんと難病がうそのように治る!!

今はうそのように元気です。強い痛みや腫れはもちろんありませんし、ものをつかむ、つまむ、ボタンをはめるなどの日常的な動作に何一つ不自由はありません。血液検査の結果もすべて良好。それどころか、体重が10kg以上も減ったので軽々と動けるし、疲れを知らずに働ける体になりました。昔にそんなことがあったのかと思えるほど健康です。それもこれも、ご指導くださった甲田光雄博士（注1）や星野仁彦博士（注2）のおかげと、感謝です。

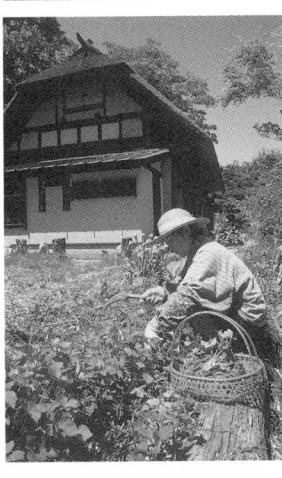

築150年の古民家に手を入れ、移り住む

自家菜園の作業に精を出す

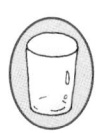 ニンジンジュースが、なぜ病と闘えるのか

では、こうした療法の何が効いたのでしょうか。甲田療法や星野式ゲルソン食事療法の何が効くのでしょうか。

人それぞれに病の種類、状態、原因などはさまざまですが、病と闘う方法、治る方法は、そんなに違わないのではないかと思っています。端的に言うならば、治る方法の重要なポイントの一つが、ジュースなのです。

子どものころ、風邪を引いて熱が出たり、のどが腫れたりすると、おかゆ、リンゴのすりおろし、果物の缶詰などを食べさせられました。その熱い体に染み通るようなおいしさは、忘れることができません。そこで私も子育て中は、この3点が必需品でした。なぜなのか？ そのわけを考えたこともないまま長い年月が過ぎましたが、今でははっきりとわかります。

病と闘うためには、消化器官をできるだけ使わないほうが、治りやすいのです。重篤な症状であればあるほど、消化機能も衰えています。

たとえば難病になった、がんになったといった場合も、唾液や胃液、また腸の運動などになんらかの影響が出て、100％の消化能力を持てない状態になっているのではないでしょうか。「食欲がない」「食欲があっても食べられない」のがその証拠です。

医者や薬剤師がいない野生の動物は、怪我や病気になったときに食べないことで癒していると聞きましたが、消化器官に負担をかけないほうが治りやすいと知っているのでしょう。つまり体調が悪いときには、免疫力（自然治癒力）を高めることが大切ですが、その方法は次の三つです。

第1章 「病と闘うジュース」がいま、必要な理由

ポイント 免疫力（自然治癒力）を高める三つの方法

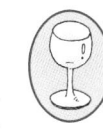

- 断食（2ℓの水を飲んで、食べないこと）
- ジュースを飲むこと
- 消化がよいものを食べること

生前の甲田先生が、「断食を何ヶ月も続けることができれば、どんな病気も治る」と言われたことがありました。何度も断食を繰り返し、また多くの方々に指導されてこられた甲田先生の実感だったと思います。

私自身は甲田先生のご指示で、1週間の水断食を6年間で16回ほど繰り返してきましたが、残念ながらこの水断食は誰にでもできる方法ではありません。体調や、病状、また太り具合、消化機能など

（注1）甲田光雄（こうだ　みつお）
1924年、大阪市生まれ。大阪大学医学部卒業。日本綜合医学会会長。医学博士。中学などの在学中から病弱のため休学を繰り返し、現代医学の治療を続けるも回復せず、以来、西式健康法、断食療法、生菜食療法などの自然医学の研究を開始。その後、桜沢式食養生など各種の民間健康法を自ら実践し、これらを応用する健康指導医として甲田医院を開業。現代医学では難治とされるさまざまな疾患を治癒する。2008年逝去。著書に『断食・小食健康法』『生菜食健康法』（ともに春秋社）ほか。

（注2）星野仁彦（ほしの　よしひこ）
1947年、福島県会津若松市生まれ。福島県立医科大学卒業後、同大学神経精神科へ入局。1984〜1985年、米国エール大学児童精神科留学。医学博士。福島学院大学福祉学部学部長・大学院福祉心理臨床相談センター長、心療内科医師。1990年、自身が転移性大腸がんを発症し、外科手術で切除するものの半年後、肝臓2ヶ所に転移。ゲルソン式食事療法を実践して、がんを克服。実体験に根ざした星野式ゲルソン食事療法の普及、啓蒙に取り組む。著書に『摂食障害の診療ストラテジー』（新興医学出版社）、『ガンと闘う医師のゲルソン療法』（マキノ出版）など。

さまざまな状態を診察したうえで、甲田先生が判断されるのですが、20人の入院患者のうち女性で3日以上の断食を実行した人は私だけでした。それだけに、ある種の危険性がともなう療法なのです。

たとえば、症状が急激に悪化する、血圧が急激に上昇または下降する、血糖値が大きく変動するなどの症状が起きると言われています。医師が立ち会い、管理しながらでないと、断食は難しい方法だと思います。

星野式ゲルソン食事療法の教え

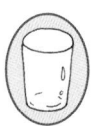

ですから万人に向く自然治癒力を高める（免疫力を高める）方法は、ジュースを飲むことだと思います。星野式ゲルソン食事療法の大きな特徴は、大量のニンジンジュースを飲むことです。1日2～3ℓものジュースを飲めば、ほかのものをどんなに食べようとしても、お腹がいっぱいで普段のようには食べられないに決まっています。つまり、ジュース断食をしているのと同じなのです。

また、生の野菜や果物には、消化酵素が含まれ、その食べ物の消化を助けています。ニンジンの、コマツナにはコマツナの酵素があります。そうした食品酵素は熱に弱く、48～60℃で活性を失うことがわかっています。生の野菜や果物がもつ消化酵素を自然な形で摂れるのがジュースです。

加熱した食事だけでは消化酵素が不足し、代謝にも大きな影響が出て、体温が下がり、シワ、シミが増えるなどと指摘されています。

生の野菜や果物にはビタミン、ミネラル、食物繊維のほか、ポリフェノールやリコペンなどのファイトケミカルがたっぷりと含まれています。ジュースを飲むことは、こうしたほかの食物ではなかなか摂ることができない栄養を、最も消化しやすい方法で摂ることになります。

第1章 「病と闘うジュース」がいま、必要な理由

星野式ゲルソン食事療法の指導の場

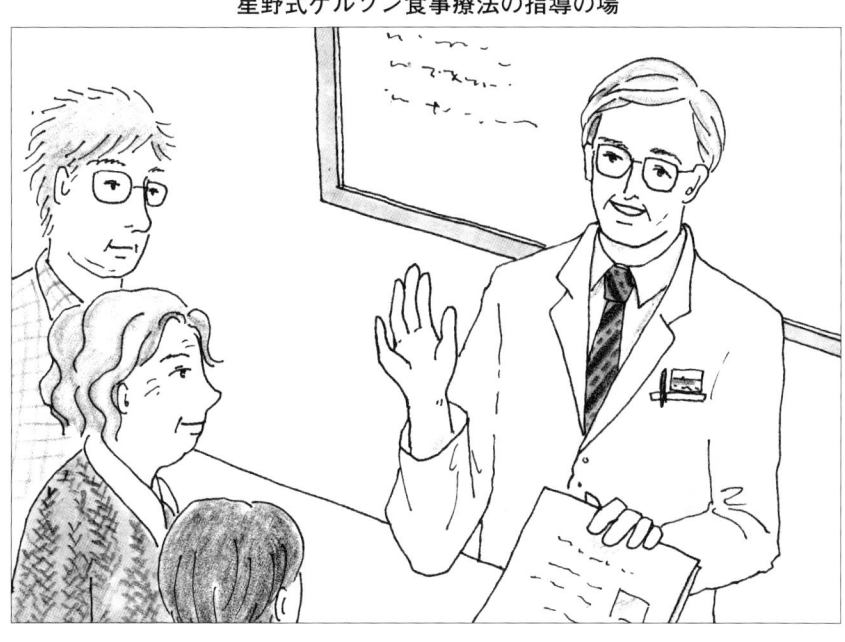

甲田療法では、朝は水をしっかり飲み、排泄を促す時間です。朝食は抜き、その代わりに青汁、ニンジンジュースを飲みます。食事は昼〜夜にしっかりと摂ります。こうすると、便が今まで以上にしっかりと出ることが実感できると思います。

「お腹がすいて動けない」と思う方がいるかもしれませんが、実際にやってみると、そんなことはありません。むしろ、体が軽くなり、いくらでも動くことができる。昔から、草刈りなどの農作業が朝飯前に行われてきたことが、なるほどとわかると思います。

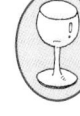

ポイント
ジュースの効用と飲み方

- 消化器官の機能が100％でないので、飲みやすく消化しやすいジュースがよい
- 断食と同じ効果が得られ、免疫力が高まる
- 消化酵素を豊富に含む野菜や果物を生で

- 摂ることで、免疫力を高める
- 飲む時間は、できれば午前中に朝食として飲む

肝臓がん末期の父のジュース療法

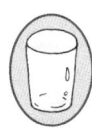

父が肝臓がんの末期と診断されたのは1999年の夏でした。父は当時79歳、自宅で薬局を営んでいました。顔色はドス青黒く、目は濁って黄色に染まり、こげ茶から真っ黒な尿が出ていました。立ち上がるのも大変な状態でした。往診してくれた医師からは「肝臓がんの腫瘍マーカーが異常に高く、余命2週間から1ヶ月」「手術、放射線など、どれももう手遅れ。でもこのまま自宅にいるわけにもいかないでしょうから、とりあえず入院させましょう」と言われました。

ところが頑固な父は、言うことを聞きません。「絶対に病院へは行かない」と言い張るのです。何を言っても聞きません。仕方がなく「肝臓がんの末期だから」と告知しましたが、「ここで死ぬ」「ここにいさせてくれ」の一点張りで、何を言ってもだめでした。

それで覚悟を決め、星野式ゲルソン食事療法をすることにしたのです。本を見せ、「この星野式ゲルソン食事療法をしますよ」と言ったら、入院については何を言っても聞かなかった頑固な父が「はい」と言うのですから驚きました。こうした食事療法は、本人のやる気、自覚が一番大切ですから、ジュースのことも十分に理解して取り組むことができたと思います。

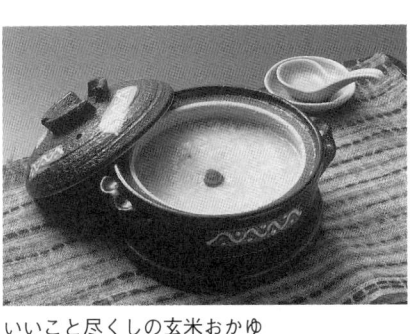

いいこと尽くしの玄米おかゆ

第1章 「病と闘うジュース」がいま、必要な理由

毎日ジューサーでニンジンジュースを搾って飲ませました。普段から水分を摂る習慣がない父に、大量のジュースを飲ませるのは大変でしたが、排尿のたびごとに一緒について歩き、飲ませました。青汁は「うまくない」と言うので、ニンジンジュースだけを飲ませました。

2日目になって「お腹がすいた」と言い出したので、玄米のおかゆと豆腐を食べさせました。信じられないことですが、3日目には店に立ち、1ヶ月後には腫瘍マーカーがぐんと下がり、往診してくれた医師も「肝臓がんが治るということは考えられないんだが……」と不思議がりました。そのまま父は店を続け、4年間生きました。最期は本当に思い出すのもつらいことですが、お風呂で「急性心停止」で亡くなりました。

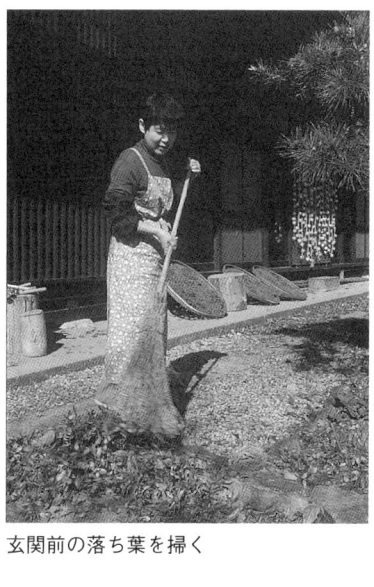
玄関前の落ち葉を掃く

この父の例に確信を深め、夫の血圧が200を超え、「いつ死んでもおかしくない状態と言われた」と職場から早引きして帰ってきたときも、長女がバセドー病と診断されたときも、長男の頭痛も、この朝に飲むジュースと玄米の食事（レシピは『病と闘う食事』参照）で解決してきました。また、さらに多くの方々が、このジュース療法で闘い、勝利しておられます。

あなたも、体調が悪いときには、また医師から「治らない」などと言われたときには、このジュース療法をぜひ試してみてください。副作用の心配がまったくいらないので、誰にでも安心しておすすめできます。お一人、お一人の方々の健康が支えられ、自然の恵みに感謝して暮らすことができますようにと祈ります。

野菜まるごとジュースが、がん克服の決め手に
～星野式ゲルソン療法を実践するランチの会の体験集から～

「星野式ゲルソン療法を実践するランチの会」は食を見直すことで、がんをはじめとした生活習慣病を克服しようと2005年に茨城県つくば市に発足したがん患者の会です。野菜ジュースを柱とした星野式ゲルソン療法に取り組み、がんに立ち向かい、成果をあげている患者たちの体験談を紹介します。

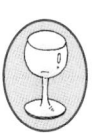

母への食事療法の取り組みからの再出発

深津佳世子

母の末期がんが発覚

1991年、食欲がなく体調がすぐれないと言っていた母が近所の開業医を受診したところ、すでに原発も不明なほどの末期がんであることが発覚した。大学病院に入院したものの、手遅れでどんな治療も施されず、余命1ヶ月以内という宣告を受けた。ただ横になって死を待つだけの日々であった。

私は、そんな状態にいても立ってもいられず、必ず私が助けると決意した。このとき、書店でマックス・ゲルソンの『ガン食事療法全書』（訳：今村光一）に出会い購入、内容を崩すことなく厳格に

第1章 「病と闘うジュース」がいま、必要な理由

実践した。ゲルソン療法を行っているメキシコの国立病院のレシピどおりに食事をつくった。さらに医学図書館からは、がん治療に関わる文献を片端から取り寄せた。当時、薬学部を卒業し念願の製薬会社の研究所に勤務して2年目だった私は、仕事よりも母の看病に専念する日々を選んだ。

ジュースを中心とした栄養療法

ゲルソン療法では、有機野菜ジュースを中心とした野菜ジュースを母に1日必ず10回以上飲ませた。圧搾式のジューサーを購入するまでは有機ニンジンをひたすらおろして搾って飲ませた。

ジュースは、ニンジン+リンゴをメインに、ニンジンのみのもの、また庭で育てたケールやコマツナ、赤キャベツ、セロリ、レタスなどの青葉、ニンジンの青葉、トマトのみ、ミカンのみ、リンゴのみのジュースなどで、時にはそれらにレモンも加えた。1日の中で必ずバリエーションをつけた。材料はすべて無農薬有機栽培のものとし、つくったらすぐに飲んでもらうよう心がけた。特に青葉のジュースでは、できるだけ多種類入れるよう努力した。

また、なるべくナトリウムを摂取せずカリウムを摂取するよう心がけ、無塩食とした。油は、生の亜麻仁油以外は控えた。ビタミン

無農薬・無化学肥料のニンジン畑
（千葉県横芝光町のまんまえん）

ジュースの材料には、安心・安全のニンジン（まんまえんの土屋喜信さん）

CとEは日々多めにした。漢方薬も毎日煎じて飲ませた。タンパク源としては、手づくりヨーグルトを、かなり回復してから週に一度だけ摂らせた。

回復〜退院と自宅療養〜

「余命1ヶ月」と宣告を受けてから半年後、血色のよい笑顔で母は退院した。手術なしで腫瘍も半分以下に縮小し、大学病院の医師は「奇跡」「初めて見る例」と言った。

毎日私が施す食事療法は、母にとっては精神療法でもあったのかもしれない。母は闘病中まったく痛みもなく、いつも幸せそうな笑顔で、「私の二度目の命は娘に貰ったのよ」と言ってくれた。私も、母と一緒にいられるかけがえのない一瞬一瞬に感謝していた。

自宅で約半年、有機ニンジンジュースを中心とした食事療法を行い、母はさらに肌つやがよくなりシミ、ソバカスも消えていた。

しかし結局、母の体内に挿入されていた管の使用期限が過ぎていたことから感染症が起こり、高熱が続いた。食事も摂れない日々のなか、体調は悪化の一途をたどり、管を入れ替えて1週間後、心不全で永眠した。病院も母がここまで長く生きるとは思っていなかったそうだ。

残された私が目指したもの

助けると誓ったのに助けられなかった私は、自分の非力を嘆くばかりだった。医学を勉強し直すために、学費も賄いながら医学の大学院で学んだ。

現在は基礎医学の研究者として、管理栄養士学科などで教えながら、生化学的エビデンス（証拠）に基づく正しく新しい栄養学を発展させたいと望んでいる。

（茨城県つくば市）

二度の乳がん再発を克服し、治癒への道をひらく

矢澤容子

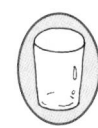

乳がん発病と2年後の再発

2000年7月43歳のときに、乳がん右乳房と腋下リンパ節を切除手術。13×11㎜の腫瘍が1ヶ所と広範囲の乳管内成分、リンパ節転移が10個中2個でステージⅡ。退院後も3人の子育て、緑地計画コンサルタントの仕事、週末の市民活動とフル回転の毎日を送り、2年後の2002年8月に右胸壁に再発、手術で切除。血行性転移で一気にステージⅣに転落する。

星野式ゲルソン療法との出会いと人生の軌道修正

学童保育仲間の角田理恵子医師に「子どもたちを残して死んでもいいの！　これをやるしかないのよ！」とすすめられたのが「星野式ゲルソン療法」との出会いとなる。

無塩・油・動物性タンパク質制限の玄米菜食。毎食3回、1日1・2～1・5ℓのニンジン、季節の青菜、ジャガイモ、リンゴ、レモンの野菜ジュースをジューサーで搾って飲む。ジュースをつくるために20年続けた仕事をやめる。「働くことが社会に貢献し、自己実現する唯一の道」と信じて疑わなかった人生の大きな軌道修正となる。

野菜ジュースの調達で再発の兆しなし

毎日必要な有機ニンジン約1・5㎏は、北海道、千葉県、地元から20㎏、30㎏と取り寄せ、青森の

ジュース、無塩、動物性たんぱく質不使用のゲルソン食を試食

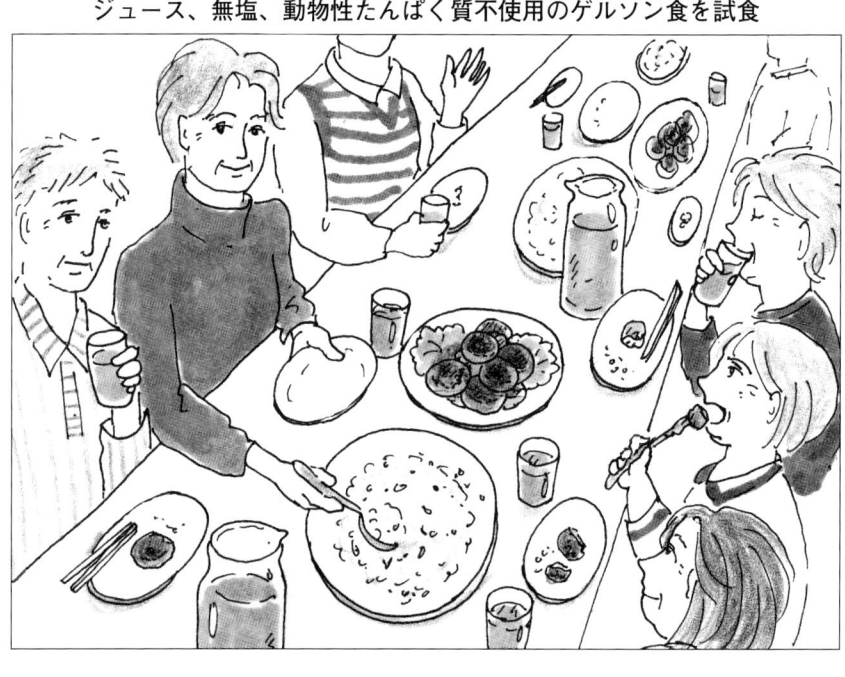

有機リンゴ、愛媛の有機レモン生産者などとの信頼関係が築かれていく。

戸惑う私に、「おかず1品と野菜ジュースをつくってあげるよ」と夫。家族の食事や子どもたちの弁当も玄米と野菜中心の薄味となり、家族の協力と応援に支えられる。

開始から8年。ジューサーは4台目。パワージューサーで野菜丸ごとジュースにする。圧搾式がよいのはわかっているが継続できることに重きを置いている。

便秘ぎみだったのがバナナのような便が毎日1～2回、いとも簡単に出るようになる。身体の中に老廃物がたまらず、新陳代謝がよくなっていくことを実感する。

ジュースを飲み始めて半年後の2003年5月に鎖骨下リンパ節に再々発するが、放射線を37回照射すると、がん細胞は消失する。以来まったく異常なし。「再発がんは治らない」と言った主治医が、2010年4月の診察で「治ったんだろうなあ」とぽつり。

「星野式ゲルソン療法を実践するランチの会」発足

2005年12月に自然食レストラン・オリザ舎の加藤成美さんに肩を押され、「星野式ゲルソン療法を実践するランチの会」を発足。月2回の加藤さんの工夫を凝らしたゲルソン食を食べながらの情報交換会、有機食材の紹介と収穫ツアー、健康を支える食と農のシンポジウムの開催、ゲルソン・レシピ集の発行、有機農業ネットワークの構築等、つくばでのゲルソン療法の情報発信拠点となっている。

私のがんは「手術＆放射線＆ホルモン療法の西洋医学」と「星野式ゲルソン療法＆漢方＆仕事をやめストレスを緩和させ、睡眠をしっかりとること」と「信頼のおける医師＆ともに闘うがん友＆親身になって支えてくれる家族や友人＆食を支える有機農業生産者、製造者のみなさん」のおかげで、治癒への道が開けた。今度は一人でも多くの方々にがん治療にむけてのバトンを手渡していければと願っている。

（茨城県つくば市）

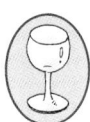

乳がんの再発を抑え、病気になる前よりも健康体に

池末孝子

偶然に乳がんを発見して

40歳になったばかりの、ある日の出来事です。三男とともに入浴中に、三男が偶然胸を引っ張って見つけてくれました。

それが年末だったため、年明けに検査を受けたところ、乳がんと診断されました。そのとき医師

に、「よくこんな場所にあるのを見つけたね」と言われたことをよく覚えています。三男は言うまでもなく、4人の子どもに恵まれたことに本当に感謝しています。

2月になり手術すると、直径が3.2㎝で、ステージⅡbで10年生存率は70％と診断されました。その当時、中の一つは直径1.5㎝で、中2を頭に小5、小4、一番下は3歳になったばかり、なおかつ私は一人っ子で、死ぬわけにはいかないと思い、必死になり、がんと闘うことを心に誓いました。

ゲルソン療法と出会い、大量のジュースを摂取

その後少しして、友人からゲルソン療法について教わる機会がありました。それについての本を見たときに、直感で「これだ！」と思い、私とがんの闘いが始まりました。

ゲルソン療法とは、無塩で肉や魚、乳製品を摂取しない食事療法です。初期の段階ではさまざまな壁に当たり苦戦していましたが、つくば市にあるオリザ舎というレストランで開かれるランチ会に足を運び、仲間同士で持ち寄りの会を開くうちに、カレー、春巻、餃子、ケーキ、甘酒などさまざまなバリエーションの食事がつくれるようになりました。

ほかにも1日に3回、1回500mlのニンジンジュースを飲みます。これはとてもつらく、特に忙しい日はつらかったのですが、最近は回数を減らす代わりに一度の量を増やし、ニンジンジュースと青菜ジュースを別々に飲むようにしています。

ニンジンジュースにはレモンやリンゴを入れます。青菜ジュースには、それらはもちろんですが豆乳を入れるとより一層苦味が少なく、おいしくなり、飲みやすくなりました。

また、入れる青菜は有機野菜を扱っている野菜屋さんで、ケール、大麦若葉、コマツナやピーマン

病気になる前よりも体調がよく、顔もピカピカ

私はゲルソン食のおかげで、体調もよくなり顔もピカピカになりました。病気になる前よりも体が綺麗になったようで、まさに一病息災だと思います。

なにより、病気になったことで家族や友人がどれほど大切だったかがよくわかり、一日一日を大切に生きようと努力することができ、誕生日が、年を取ることが、なによりも嬉しいことだということを再認識できました。

しかし、日々再発のおそれの中で、もがき苦しんでいるということも事実です。がん経験者は大抵、再発の危機を抱いていると思います。そのような方にこそゲルソン療法は意味があります。もしも、再発に怯えているがん患者さんがいたとしたら、ゲルソン療法を選択肢に入れることは大きな意味を持つでしょう。

（茨城県牛久市）

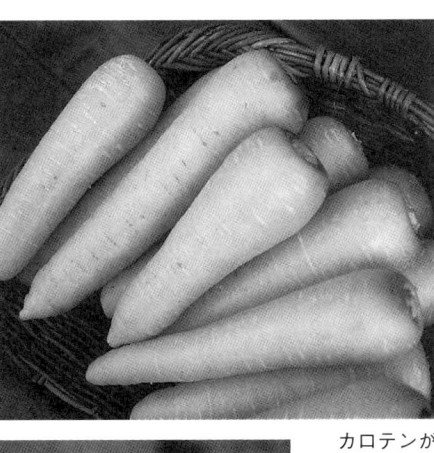

カロテンが豊富なニンジン

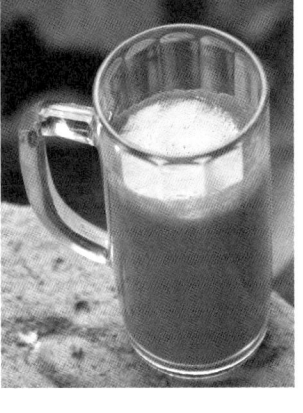

日々のニンジンジュースががん予防に有効

など季節の野菜を買ってつくっています。

乳がん再発予防のためのジュース・食事療法を実践

田崎京子

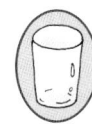

再発リスクの高い乳がんの告知を受けて

2009年2月20日、乳がんの告知を受けました。がんの大きさは2.5cmでリンパ節にも転移があり、ステージⅡbと再発リスクも高いということでした。いくつかの検査を受け、手術は4月になるということを医者から説明を受け、がんを2ヶ月もほっておいてよいのだろうかと不安な気持ちでいっぱいでした。

入院するまでインターネットや書店などで、がんに関するいろいろな情報を調べてみました。調べていくうちに、今まで身体の痛みや不調なところがなかったので睡眠不足や運動不足、食事のアンバランス、冬でも薄着の習慣、ストレス等々、自分の身体に無理なことばかりしていたことに気がつきました。

手術前から食事療法をスタート

食事療法のことを知ったのは入院前でした。一番最初に見つけた本が済陽高穂（わたようたかほ）先生の『今あるガンが消えていく食事』でした。食事でがんが消えていくのだろうか？ もしそうなら、これなら手術前の自分でもできることではないかと急いで読みました。

その後、星野仁彦先生の『ガンと闘う医師のゲルソン療法』を読み、この食事療法をやろうという意志を固めました。

ニンジンジュースと野菜ジュースで肌のつやがよくなる

すぐに白米から玄米に切り替え、無塩・油抜きで野菜中心の食事に変えました。もともとお通じはよいほうですが、ますますよくなり、家族に笑われるくらいでした。入院中には病院食は家族に食べてもらい、玄米・ニンジンジュース・野菜などを毎回運んでもらい、食べていました。

食事療法と並行して行ったのが、ニンジンジュースと青汁ジュースです。最初のうちは自宅にあったジューサーでジュースをつくっていましたが、パワーが弱くて使い勝手が悪いので、高速ジューサーを購入してからは、ジュースをつくるのがとても楽になりました。1日に1・2～1・3ℓを摂るように心がけています。

ニンジンジュースを飲み始めるまで味は期待していませんでしたが、有機ニンジンのジュースはとても甘くておいしく、飲みやすいのにびっくりしました。これならずっと続けて飲めると嬉しくなりました。

嬉しかったことは、ほかにもいくつかあります。がんの再発予防のために始めた食事療法とニンジンジュース・野菜ジュースですが、飲み始めていくうちに肌のつやがとてもよくなったと言われるようになりました。また、私の元気な姿を見て、食事療法は難しいけど、まずはニンジンジュースを飲むことから始めてみたいと言ってくれる知人が増えたことです。

毎日ジュースをつくり、自分のための無塩で油抜きの食事をつくることにも慣れてきましたが、乳がん再発防止のためにはこれからも気を抜かず、ジュースづくりと食事療法は続けて行きたいと思っています。

（茨城県つくば市）

食事療法とニンジンジュースで大腸がんの再発・転移を抑えて

F・T

S状結腸がんの手術と腸閉塞・虚血性腸炎

2006年9月、S状結腸がんの告知を受け、同年10月に手術を受けました。大腸を20cm切除し、リンパ節を大きく郭清しました。検査の結果、リンパ節に1個の転移があり、ステージⅢaの進行がんでした。手術後は再発防止のため、抗がん剤TS1を7クール飲みました。これまでに、3回の腸閉塞と虚血性腸炎を経験しましたが、定期検診では異常がなく、もうすぐ手術後4年を迎えます。

星野式ゲルソン食事療法に出会う

私は、自分ががんであると知ってからインターネットや書店で自分の病気について調べました。そのときに星野仁彦先生の『ガンと闘う医師のゲルソン療法』という本に出会いました。著者は末期がんを経験していますが、食事で再発を防いで何年も元気でいます。この本には、著者以外にも多くの人が、がんの再発を防いでいるという体験談が寄せられていました。星野式ゲルソン食事療法は副作用がなく、経済的であり、私にもできそうな気がしたので、取り組むことにしました。

ニンジンジュースをつくり、飲み始める

退院してまもなく市販の高速式のジューサーを買い、星野先生の本を頼りに食事療法とジュースづくりを始めました。ニンジンジュースは朝昼晩の3回、野菜ジュースを1回つくって飲みました。ニ

第1章 「病と闘うジュース」がいま、必要な理由

ニンジンジュースはニンジンだけのことが多いですが、レモンやリンゴを入れたりして変化をつけました。野菜ジュースはコマツナ、チンゲンサイ、ミズナ、ジャガイモ、キャベツやゴーヤなど季節の野菜を数種類使いました。面倒なときはニンジンとレモン、野菜を一緒にしたジュースをつくりました。市販のジュースは出かけるときに使い、家庭では飲みませんでした。

ニンジンジュースを大量に飲むと手のひらや体は少し黄色くなります。しかし、抗がん剤を飲んでいる間も大きな副作用もなく過ごすことができましたし、現在、体調もよく、疲れても休むと回復します。体がよく動き、疲れ知らずの日もあります。そういう日は30％の余力を残して休むように心がけています。

星野式ゲルソン食事療法の継続が心の支え

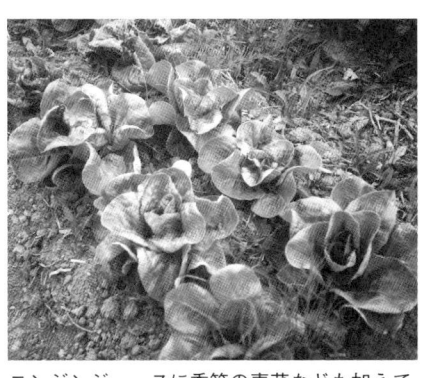

ニンジンジュースに季節の青菜なども加えてよい

自然の恵みがエキスとなって病を癒す

再発・転移を避けたいとの思いから始めた星野式ゲルソン食事療法です。これまで無事に過ごしてこられたのも無塩・無脂肪の食事とニンジンジュース、漢方薬、さらに睡眠時間を十分にとる、疲れたらすぐ休むなどの生活習慣の改善があったからだと思います。

今ではこれを続けることが心

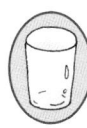

妙なる野菜ジュースで生きる力を得て

星野式ゲルソン療法の大きな柱は、新鮮で無農薬・無化学肥料の野菜や果物を搾った野菜ジュースを毎日1・2〜2ℓ飲むことです。ジュースからは多種のビタミンやミネラルや酵素をたっぷり補給することができます。さらに、無塩、動物性たんぱく質や油の制限、無精製の穀類や黒糖の摂取、きのこ、海草、ナッツや有機野菜を中心とした手づくり料理を毎日おいしく食べることです。

その努力が余命1ヶ月の末期がんの母を退院できるまでに回復させ、二度の乳がん再発を克服し、再発リスクの高い乳がんや大腸がんの再発を抑え、病気になる前よりも健康を取り戻すことができています。

また、毎月2回のランチの会に集い、おいしいゲルソン食を食べながらの情報交換会は、大きな生きる力となっています。さらに、野菜ジュースの材料となるニンジンなどの有機食材を求めて、全国の有機農業生産者と出会い、互いに支え合う信頼関係を築くことが継続の秘訣となっています。

の支えになっています。病気を経験して知った家族の協力や新しい世界の多くの人々の支えによって食事療法を続けられ、ニンジンジュースを飲めることに感謝しつつ、これからも、基本を守って続けていきたいと思います。

(茨城県土浦市)

(まとめ・矢澤容子)

第2章

効きめ抜群！
ニンジンジュースのつくり方

　この世にこんなにおいしいものがあるのか、と毎朝感動しながら飲むジュースがニンジンジュース。多くの方々が、このジュースを飲むだけで、ガンや難病との闘いに勝利していますが、「おいしい！ 生きていてよかった！」の感動もプラスに働いているのでしょう。

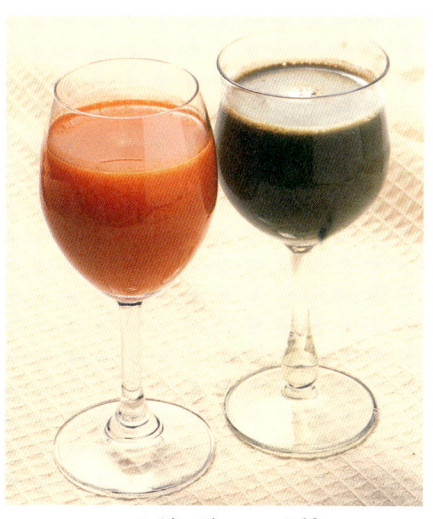

ニンジンジュース2種

濃厚で爽快 ニンジン基本ジュース（ジューサーでつくる）

ニンジンジュース・野菜ジュース（青汁）・玄米の食事療法で、難病の膠原病が癒されてから、毎日欠かさずに飲むジュースです。

初めは「俺は絶対飲まないぞ」と言っていた夫も、血圧が200を超え、医者から「いつ死んでもおかしくない」と言われたときから「飲む」ことになり、今では家族全員で一緒に飲んでいます。

それどころか畑の野菜も、ジュース本位につくってくれるようになりました。農薬や化学肥料を使わずに、また堆肥も草だけの"ベジタリアン"の野菜です。また青菜は、やさしい緑色。生でムシャムシャ食べても、えぐみや苦味がなく甘くて、とてもおいしいジュースができます。

もっとも肝心のニンジンは、土が合わないのか、作柄がよくありません。そのため不足ぎみなので、毎週オーガニック（有機栽培）のニンジンを取り寄せています。季節によってニンジンの味や香り、搾れる量も違いますが、市販のものとはまるで違う濃厚さ、爽快さが魅力です。

なお、ジューサーやミキサーについては、巻末のQ&Aコーナー（76ページ～）で解説しています。

材料（約200ml）

- ニンジン........3～4本（約450g）
- リンゴ..........1/2個
- レモン（またはユズ、ミカンなど柑橘類）..........1/2個

養分を蓄え、肉質のしまったニンジン

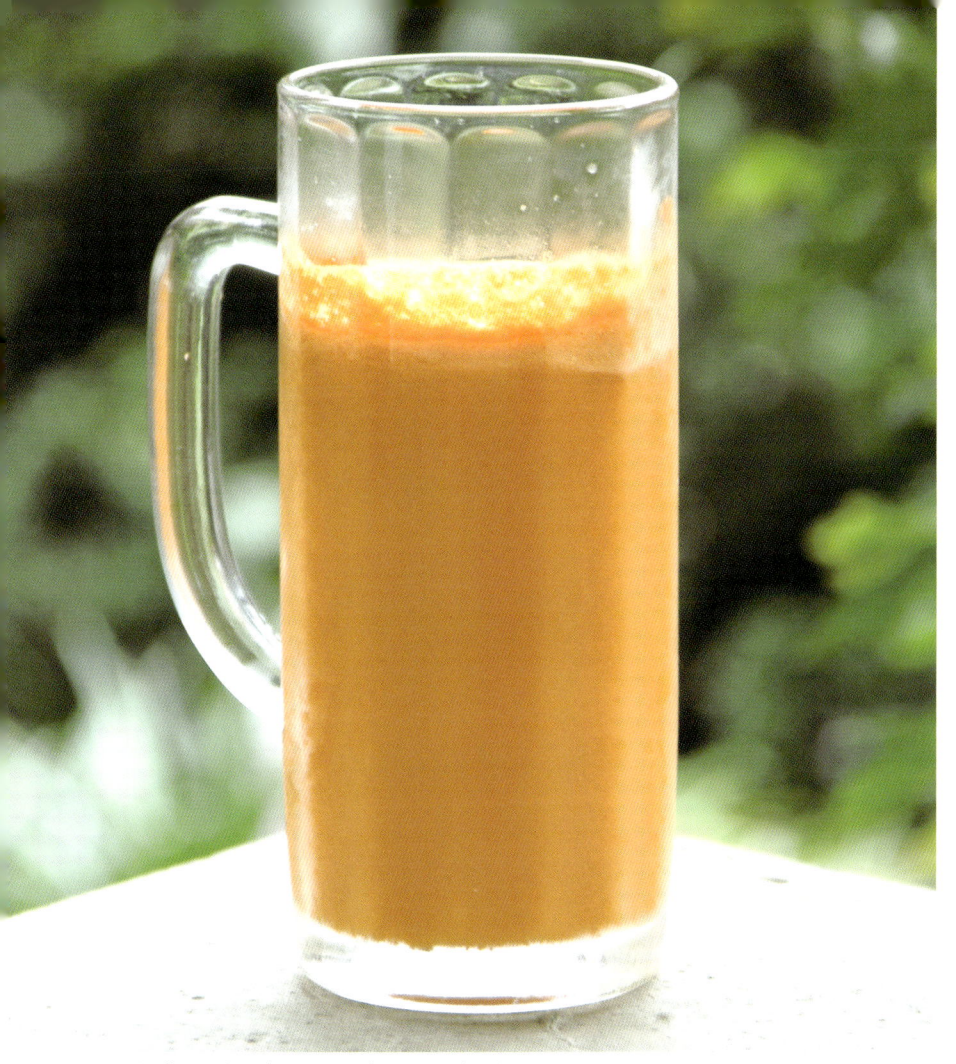

これぞニンジンジュースのザ・スタンダード

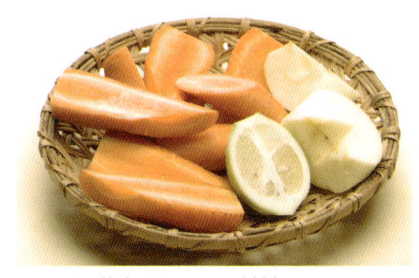

ニンジン基本ジュースの材料

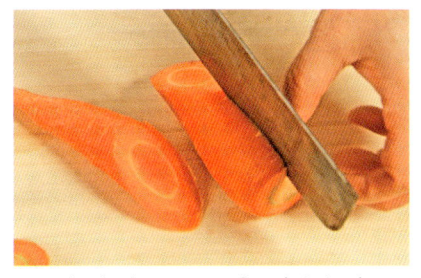

ニンジンをジューサーに入る大きさに切る

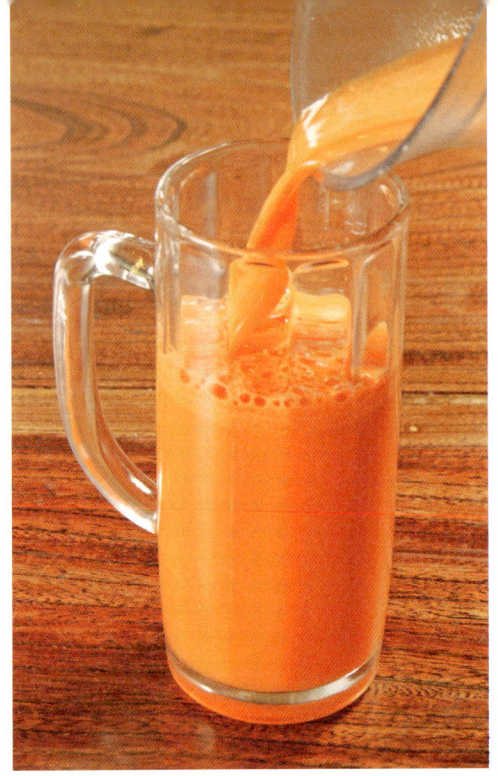

搾りたてをコップに注ぐ

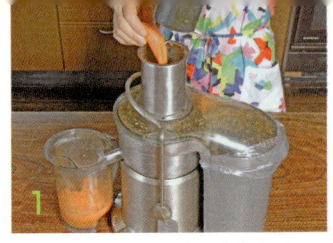

1　ジューサーにニンジンを入れる

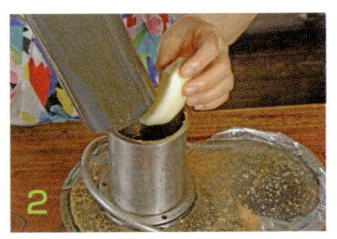

2　つぎにリンゴを入れる

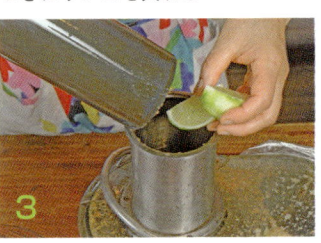

3　レモンを入れてスイッチ・オン

つくり方

① ニンジンは無農薬のものなら皮をむかないで、そうでないときは皮をむき、ジューサーに入る大きさに切る。リンゴは無農薬栽培であることが明確にわかっていないかぎり、皮をむき、ジューサーに入る大きさに切る。レモンは国産・有機栽培のものを選び、皮をむいて薄切りにし、種を取る。

② ニンジン、リンゴ、レモンをジューサーに入れて搾る。

メモ

◆ 基本のニンジンジュースは、がんの予防、再発・転移にも効くとされますが、まずは体の調子を整えるためにおすすめです。

◆ 材料の分量は、ここでは1回1杯分（約200ml）をつくる場合を目安にしています。材料の重さを正確に測る必要はありません。

◆ リンゴはニンジン独特の香りをやわらげ、

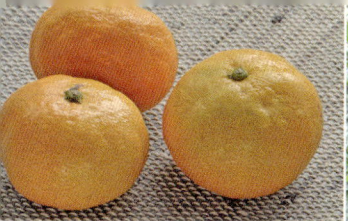

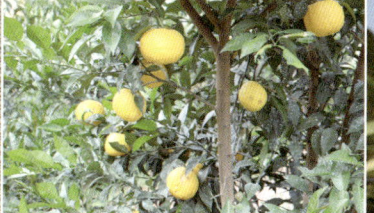

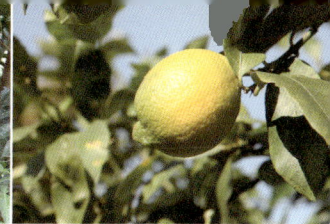

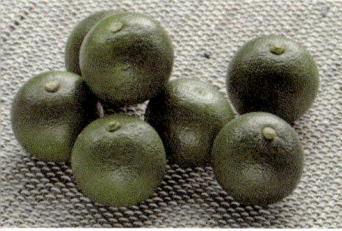

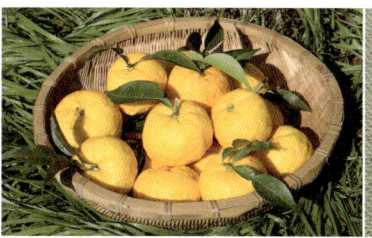

ミカン	ユズの大玉果(徳島県小松島市)	収穫用のレモン
スダチ	収穫したばかりのユズ	国産レモン
シークサワー	ユズの青玉果	輸入レモン

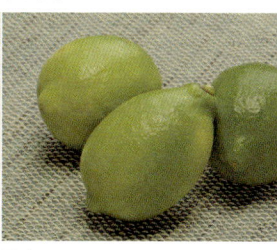

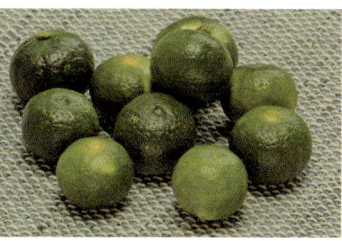

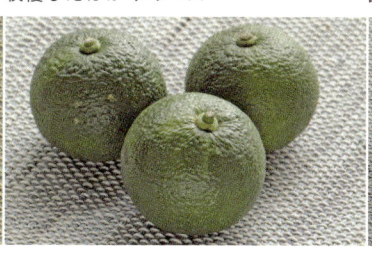

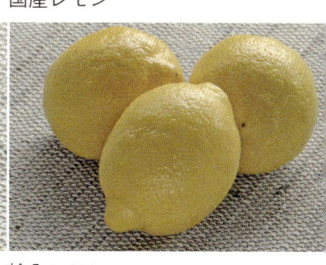

味に深みを加えます。

◆レモン(柑橘類)でビタミンCの損失を防ぎます。レモンはニンジンのビタミンCを破壊する酵素の働きを抑え(ビタミンCの分解、損失を弱める)、さらにニンジン独特の風味をやわらげ、サッパリしたおいしさで飲みやすくなります。甘いのが好きな人はリンゴを増やし、酸っぱいのが好きな人はレモンを増やしてください。レモンの皮は、苦味が強いものもあるのでむいたほうがいいでしょう。平気な人はそのままむかないで搾ります。

◆レモンがないときは、ユズ、スダチ、シークワーサー、ウンシュウミカン、夏ミカンなどを入れます。レモンは、かなり皮が苦い場合があるので、皮をむきますが、有機栽培のレモンの皮は、ピールやマーマレード、また干して入浴剤などにも活用できます。

◆できたものは、早めに飲むこと。味が変わっていくことでもわかるように、早々と酸化が進み、栄養価が落ちます。時間を置いて飲むと

食べ物に含まれる主なカロテノイド

分類	種類	代表的な食品
カロテン	α-カロテン	ニンジン、カボチャ
	β-カロテン	ニンジン、ホウレンソウ
	γ-カロテン	ニンジン
	リコピン	トマト
キサントフィル	ルテイン	緑黄色野菜、卵黄
	クリプトキサンチン	柑橘類

注：カロテノイドは動植物界に広く分布する色素の総称。黄、橙、赤色のものが多く、野菜、魚貝、卵黄、くだものなどに含まれる。西洋ニンジンにはβ-カロテンが多く含まれているが、東洋系ニンジン金時の根の赤味はリコピンによるもの。
『がんの芽をつむにんじんジュース健康法』星野仁彦監修（アスコム）をもとに作成

ニンジンに含まれる栄養素（100ｇ）・皮むき、生

栄養素（単位）		栄養素（単位）	
エネルギー (kcal)	37	ビタミンD (μg)	(0)
水分 (g)	89.6	ビタミンE (mg)	0.5
たんぱく質 (g)	0.6	ビタミンK (μg)	3
脂質 (g)	0.1	ビタミンB_1 (mg)	0.04
ナトリウム (mg)	25	ビタミンB_2 (mg)	0.04
カリウム (mg)	270	ナイアシン (mg)	0.6
カルシウム (mg)	27	ビタミンB_6 (mg)	0.11
マグネシウム (mg)	9	ビタミンB_{12} (mg)	0
リン (mg)	24	葉酸 (μg)	23
鉄 (mg)	0.2	パントテン酸 (mg)	0.37
亜鉛 (μg)	0.2	ビタミンC (mg)	4
銅 (mg)	0.04	脂肪酸 (g)	—
マンガン (mg)	0.10	コレステロール (mg)	0
ビタミンA (μg) カロテン	8200	食物繊維（総量）(g)	2.5
ビタミンA (μg) レチノール当量	1400		

出典：科学技術庁資源調査会編『五訂 日本食品標準成分表』

ひと口アドバイス
◆泥つきニンジンの保存法

泥つきニンジンは、夏場であれば洗って新聞紙に包み、ポリ袋に入れて密閉して冷蔵庫に入れると長持ちします。冬場であれば、泥つきのまま新聞紙で包み、そのまま冷暗所に置いて保存します。

●ポイント● ニンジンの種類・特徴と栄養価

代表的な有色野菜であるニンジンは、セリ科の根菜。日本にヨーロッパなどを経由して渡来した西洋系と、中国経由で渡来した東洋系に大別される。いずれも原産地は同じで、現在のアフガニスタン北部周辺。

西洋系の代表種は五寸ニンジン、黒田五寸、国分大長など。実用品種の五寸型は、長円錐形（根長15～20cm）で根の先が丸く詰まりぎみのものが多く、心部がかたく内部が厚い。肉色は橙紅色。出回るニンジンの主流となっている。

東洋系の代表種は金時（京ニンジン、大阪ニンジン）。肥大根は長円錐形（根長約30cm）で太さ6～7cm。肉質がやわらかく甘みがあり、肉色は鮮紅色。金時の赤味の濃さは、リコピンという色素によるもの。

ニンジンに含まれる栄養素として、ビタミ

金時
（アジア型）

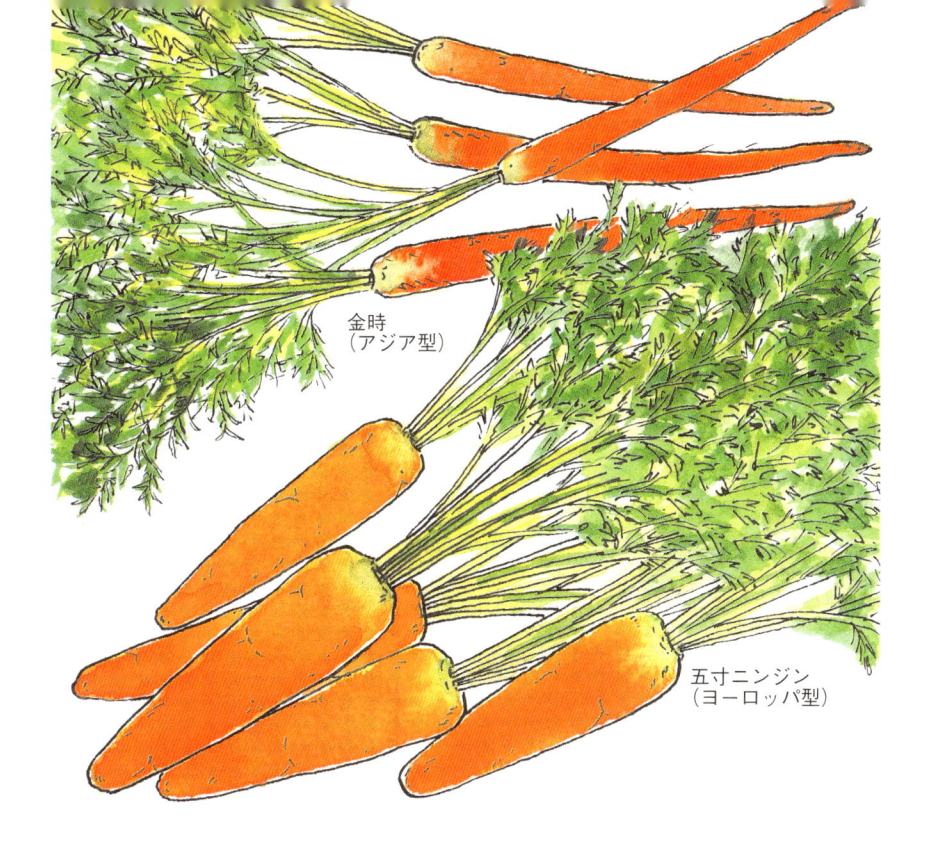

五寸ニンジン
（ヨーロッパ型）

　Aの含有量は野菜のなかでも屈指。また、カリウム、カルシウムなどのミネラル、さらにビタミンB_1、B_2、Cなども含む。ニンジンが栄養豊かな野菜として人気があるのは、なんといってもカロテンの含有量の多さ。カロテン（動植物界に200種ほど存在するというカロテノイドの一種）は赤から淡黄までの色調で、ニンジンをはじめとする緑黄色野菜に多く含まれるのが$β$－カロテン。$β$－カロテン単独でのがんの予防効果はなく、喫煙者ではかえって肺がんの罹患率を上昇させるデータもある『食べ物とがん予防』（坪野吉孝著、文春新書）。
　ニンジンを求めるときは、なるべく無農薬・無化学肥料で栽培されたものを入手したい。売り場では、有機野菜のコーナーなどを設けるところもあり、シールなどに表記されている種々の栽培履歴などを見るようにする。また、生協を含む信頼できる取り扱い組織などから入手することもできる（巻末のインフォメーションを参照）。

味わい深い組み合わせ ジャガイモ・ニンジンジュース（ジューサーでつくる）

ニンジンジュースにジャガイモや青菜も加えてつくります。ジャガイモや青菜を加えることで、また違った味わいのジュースができます。青菜はなんでもよいので、季節の香りも楽しめます。

大量のジュースを飲むことでがんと闘う星野式ゲルソン療法。取り組み始めたときには「世の中にこんなにおいしいものがあるのか!」「これなら、いくらでも飲めます!」と思っていたはずなのに、毎日続けると飽きてくるのですから、困ります。

頭ではわかっていても、傲慢な本性は、病でも治りません。無理をせずに、ジュースにジャガイモや青菜を加えて、バリエーションを楽しんでください。

1日に2〜3ℓ飲むジュースのうち、何杯かはジャガイモや青菜入りを飲んでもいいです し、ニンジンジュースと、このジャガイモや青菜入りを、1日おきに飲んでもいいでしょう。長続きできる自分なりの方法を模索して飲みましょう。

材料（約300㎖）

- ニンジン……3本（約350g）
- ジャガイモ……½個（80g）
- 青菜（キャベツ、カブの葉、コマツナなど）……150g
- リンゴ……½個
- シークワーサー……2個（またはレモン、ユズ、ミカンなどの柑橘類½個）

ジャガイモはフランス語で「大地のリンゴ」と呼ばれる

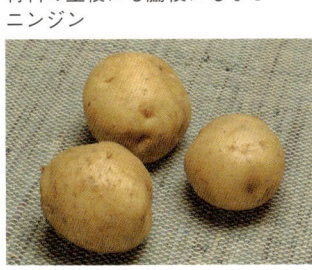

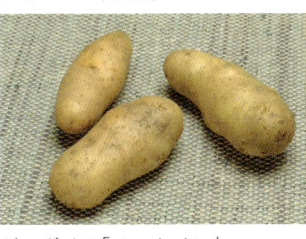

材料の主役にも脇役にもなるニンジン

ジャガイモ「男爵」

ジャガイモ「メークイン」

まずはジャガイモ・ニンジンジュースの滋味を堪能

つくり方

① ニンジンは無農薬のものなら皮をむかないで、そうでないときは皮をむき、ジューサーに入る大きさに切る。リンゴは皮の農薬が心配なので皮をむき、ジューサーに入る大きさに切る。シークワーサーは、皮をむかないでそのまま半分に切り、種があれば取る。

② ジャガイモは無農薬のものなら皮をむかないで、芽の部分だけを取り、ジューサーに入る大きさに切る。無農薬でないときは皮をむく。

③ ニンジン、ジャガイモ、リンゴ、シークワーサーをジューサーに入れて搾り、さらにキャベツやカブの葉、コマツナなどの青菜を搾る（ニンジンにはビタミンCを破壊する酵素が含まれるため、青菜を搾る前にシークワーサーやユズ、レモンなど柑橘類を入れる）。

メモ

◆ジャガイモを生で用いるのが特徴。いくぶん、とろみがつきますが、ジュースとしての違和感はありません。

効能あらたか 青菜・ニンジンジュース（ミキサーでつくる）

ジューサーを使わずに、ミキサーでつくるジュースです。ミキサーの容量やワット数が小さいときは、およそ半分程度の量でつくってみてください。また、ミキサーでつくる場合は小さく刻む必要もあります。

そのままドロドロ状態のものをスプーンですくって食べることもできますが、胃腸の弱い方や、がんなどの病と闘うために飲む方は、漉し袋を用いて漉して飲むほうがいいでしょう。消化器官への負担を減らし、病と闘う力を増やせます。

ニンジンだけでつくる、青菜も入れるなどバリエーションがたくさんあると、楽しいですね。ただし、ニンジンのジュースをつくるときには、ニンジンにはビタミンCを破壊する酵素が含まれていることをお忘れなく。青菜を搾る前にレモンなど柑橘類を入れるか、または酢を入れてください。

材料（約300㎖）

- ニンジン ———— 3本（約350g）
- 青菜（キャベツ、ホウレンソウ、ナバナ、ウマイナ、ミズナなど）———— 150g
- リンゴ ———— 1/2個
- ライム（またはレモンやミカン）———— 1/2個

つくり方

① ニンジンは無農薬のものなら皮をむかないで、そうでないときは皮をむき、適当な大きさに切る。リンゴは皮の農薬が心配なので皮をむ

しっかり栄養分をため込んだキャベツ

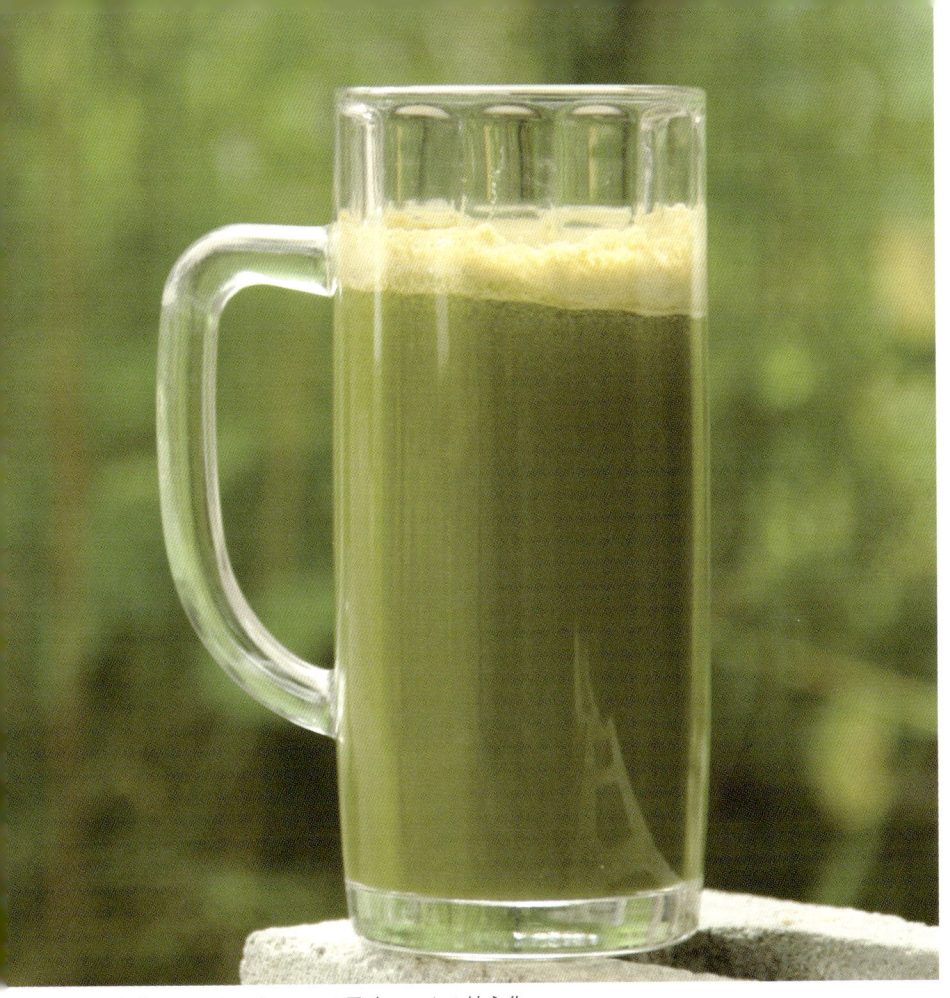

青菜・ニンジンジュースは風味、コクの快心作

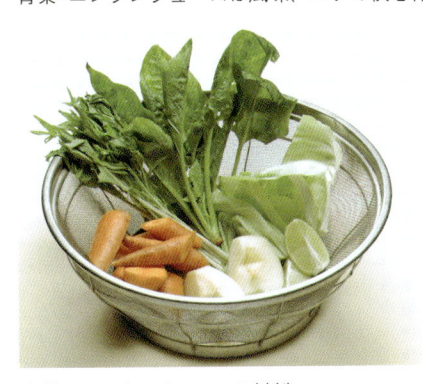

青菜・ニンジンジュースの材料

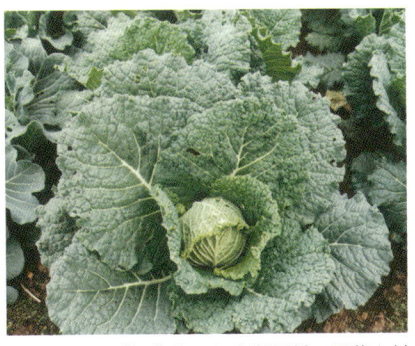

可能であれば無農薬、無化学肥料の野菜を材料として用いたい

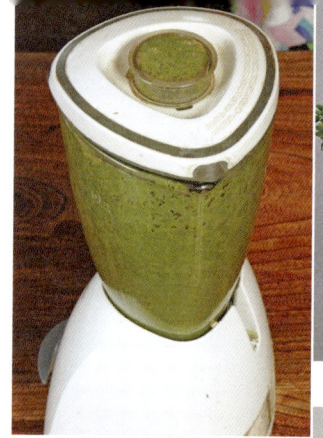

材料をミキサーに入れ、攪拌

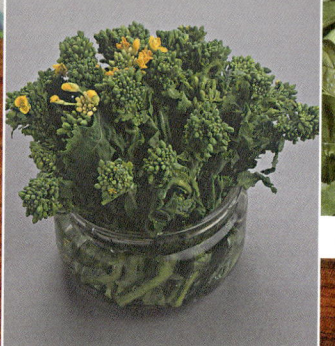

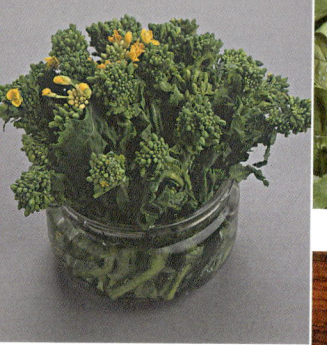

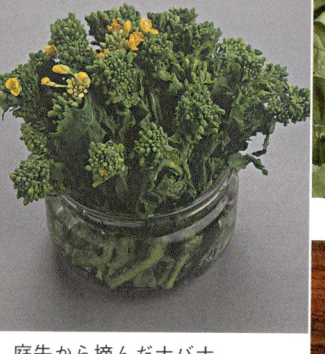

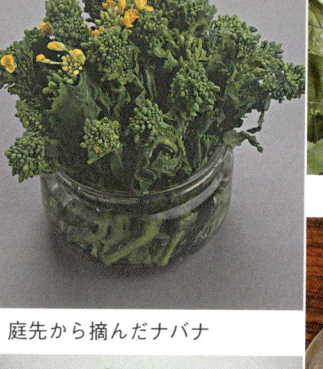

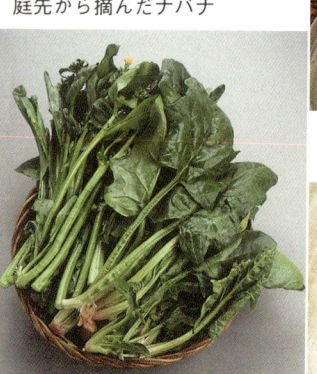

庭先から摘んだナバナ

国産ライム

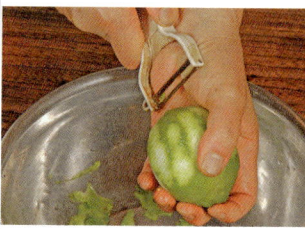

ライムの皮をむき、薄切りにする

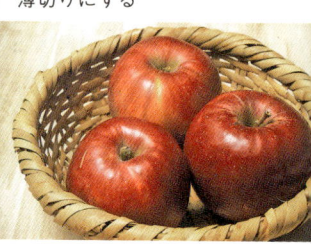

濾し袋

ホウレンソウ

酸味の強いリンゴ

き、適当な大きさに切る。ライムは国産・有機栽培のものを選び、皮をむいて薄切りにし、種を取る。

② ニンジン、リンゴ、ライムをミキサーに入れて攪拌し、次いで青菜を入れて攪拌する（ニンジンにはビタミンCを破壊する酵素が含まれるため、青菜を搾る前にレモンなどの柑橘類を入れる）。

③ 濾し袋やガーゼなどを使って②を搾る。とりわけ胃腸が弱い人や、病の症状が重く、消化器官の働きが十分でない人は、濾すほうがよい。

メモ

◆濾し袋は、甲田療法に必要なものを販売している店で購入できます（巻末のインフォメーションを参照）。

第3章

栄養丸ごとの実力派 青汁・青泥のつくり方

「まずい、苦い、とても飲めない」と思えたときがありました。スプーン1杯の青汁がどうしても飲み込めないのです。そんなときは、実は治るとき。バランスが大きく治る方向に動き出しているのです。塩を多めに入れる、はちみつを多めに入れて試し、それでもだめなら飲まないで楽しいことで気を紛らわせてください。大丈夫、治る証拠です。

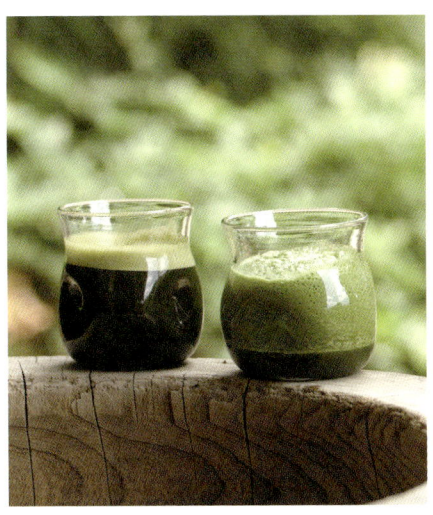

定番青汁（左）とミントとシソの青汁

うまい、もう一杯！ 野菜と野草の定番青汁（ミキサーでつくる）

「まずい、もう一杯」の青汁。わが家では毎朝「うまい」と飲んでいます。コマツナ、ホウレンソウなどの野菜、さらにドクダミ、ヨモギなどの野草を入れてつくります。

青汁は、私には難病と闘った大事な相棒なので、そのまま飲みますが、家族は各自リンゴジュースを加えて飲みやすくして飲みます。半分以上もリンゴジュースを入れて「うまい」と飲んでいる人もいます。

この青汁にたっぷりと含まれている葉酸は、ビタミンB群の一種ですが、胎児の中枢神経組織の発達に必要なことはよく知られています。また、さらに最近では脳梗塞の発生を減らし、心筋梗塞、認知症の予防に効果があることがわかってきました。この青汁は認知症対策にもぴったりなのです。

「うまい」と飲んで、長続きしたほうが結果的には「お得」と思っています。

材料（約300㎖）

キャベツ、ミツバ、ミズナ、ツルナ、カブの葉、ホウレンソウ、さらに少量のハコベ、ヨモギ、ドクダミなどの野草も含めて5種類以上の野菜・野草 …… 100～150g

水（またはリンゴジュース） …… 100～150㎖

スダチ（またはレモン、ユズ½個） …… 1個

塩、リンゴジュース、はちみつなど …… 好みで適宜

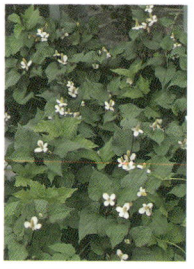

庭の隅のドクダミ

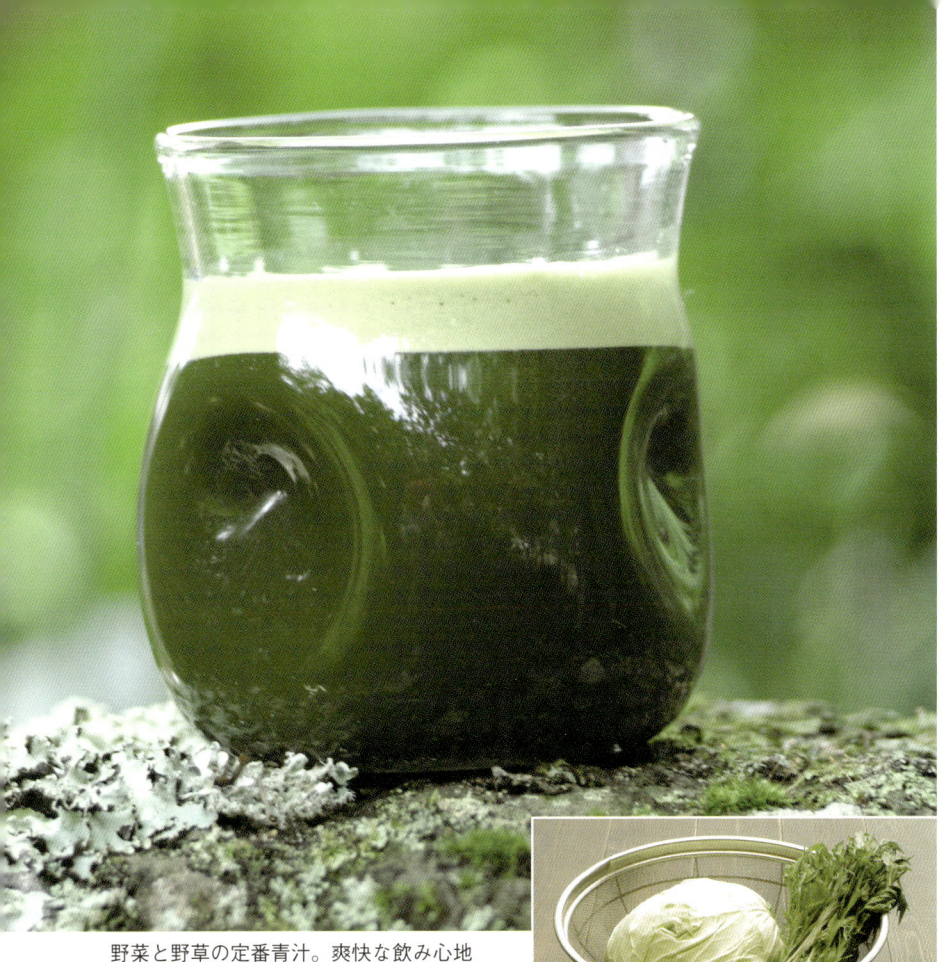

野菜と野草の定番青汁。爽快な飲み心地

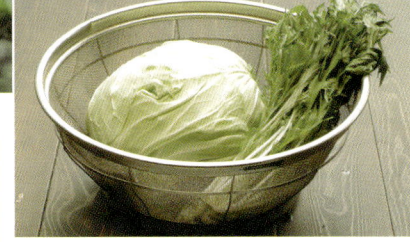

キャベツとミズナ

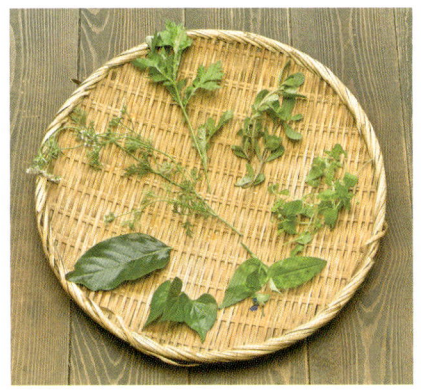

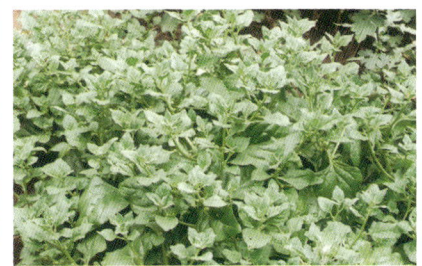

上から時計回りでヨモギ、ヒユ、ハコベ、ツユクサ、ドクダミ、カキの葉、コリアンダー

庭先のツルナ

濾し袋に注ぐ
飲みやすくするため、リンゴジュースを加える
野菜、野草をミキサーに少しずつ入れる
攪拌する
濾し袋を絞る
グラスに注ぐ
リンゴジュース　はちみつ

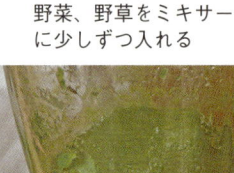

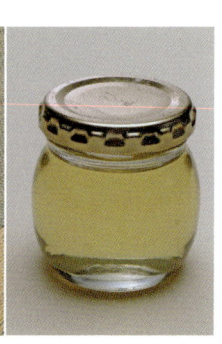

つくり方

① スダチは皮をむき、種を取る。
② ミキサーに水（またはリンゴジュース）を入れ、材料を少しずつ入れながら攪拌（ミキシング）する。好みで塩、リンゴジュースまたは、はちみつを加えて飲む。

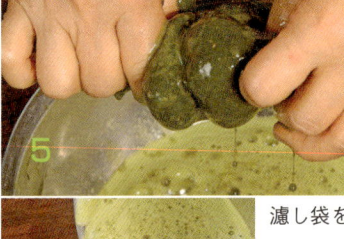

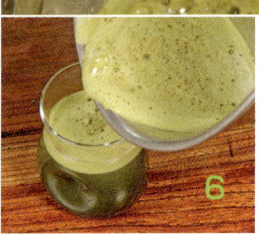

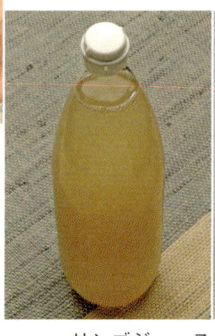

メモ

◆青汁は野菜、野草をミキサーでくだいたジュース。そのままの場合、ドロドロし、泥状なので青泥ともいいます。

◆ドクダミ、ハコベ、ヨモギ、カキの葉、ヒユ、ツユクサなどはアクが強いので、少量（50g以下）にします。

◆慣れるまで、塩、はちみつ、リンゴジュースなどを適量入れて飲むと、特有の青臭さや苦味がやわらぎ、飲みやすくなります。だからといって入れ過ぎないように。入れる量の目安は、「おいしい」と思える量。

ドクダミ
ハコベ
ツユクサ
ヨモギ

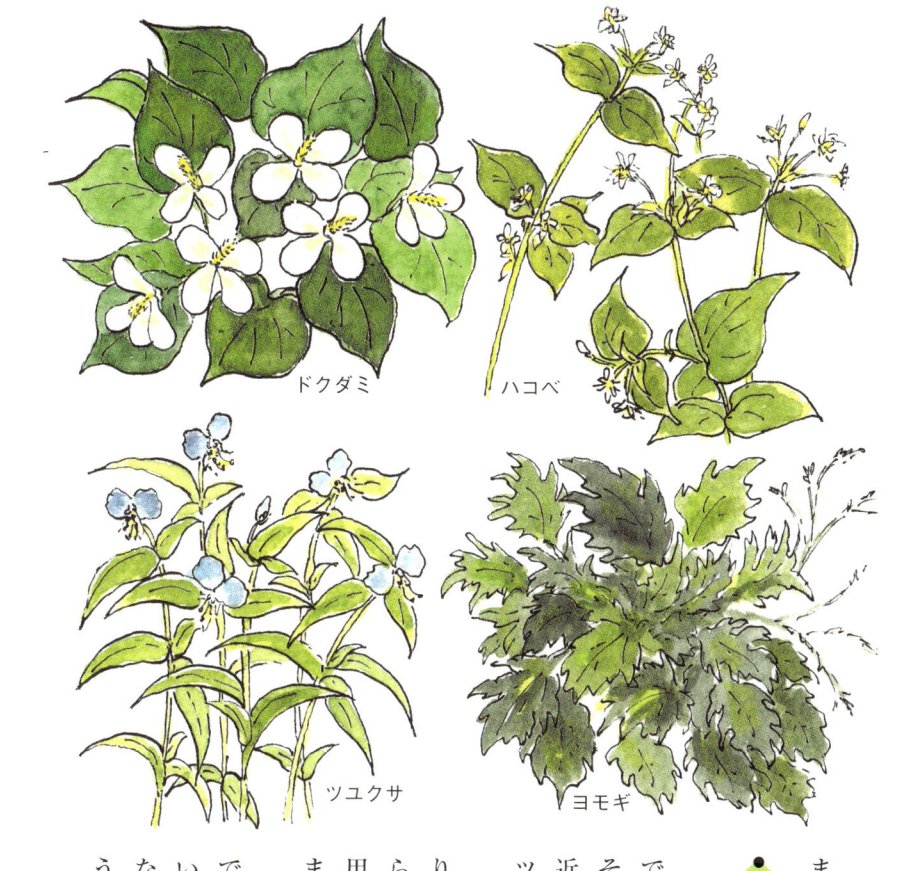

◆胃腸の弱い人は、ガーゼなどで濾して飲みます。

• ポイント •
ドクダミ、ヨモギ、ハコベ、ツユクサなどを生かす

青汁は、5種類以上の野菜でつくるのが基本です。ところが季節によっては、その5種類がそろわないことがあります。そんなときに、身近なところにあるハコベやヨモギ、ドクダミ、ツユクサなどの野草を少し入れます。

少しがどのくらいの量かというと、好みもありますが、初めは10cm以下程度のものを1本から入れてみてください。野草はアクも強く、作用が強いのです。たくさん食べるものではありません。

またこれらの野草ですが、天ぷらやおひたしで必ず食べた体験があるものを選んでください。「これはどうかな?」と迷うときは、摘まないことです。毒草とくれぐれも間違えないようにしてください。

気力を奮い立たせる ミントとシソの青汁

（ミキサーでつくる）

ミントとシソ。ほんの少し入れただけで、さわやかなモスグリーンの香りが、鼻ものどもすっきりとさせてくれます。朝早くからギリギリと照りつける太陽に「さあ、今日も一日頑張るぞ」と立ち向かう気力を奮い立たせる、暑い季節にぴったりのジュースです。

ミントとシソは、わが畑の優等生。耕さず、種も蒔かないのに勝手に出てきて、私の背丈ほどに大きく成長し、夏の間中、さわやかな芳しい香りを食卓に届けてくれます。

植木鉢などでのベランダ栽培も可能なミントとシソ。農薬の必要もまったくありません。身近において利用したいものです。

材料（約300㎖）

ミント、シソ、セロリ、オカヒジキ、モロヘイヤ、ウマイナ、ツルムラサキ、また少量のカキの葉、ツユクサ、ドクダミの葉なども含めて5種類以上の野菜 …… 100～150g

水（またはリンゴジュース） …… 100～150㎖

塩、リンゴジュース、はちみつなど …… 好みで適宜

つくり方

ミキサーに水（またはリンゴジュース）を入れ、材料を少しずつ入れながら撹拌する。好みで塩、リンゴジュース、はちみつを適宜加えて飲む。

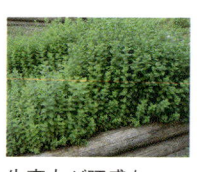

生育力が旺盛なミント

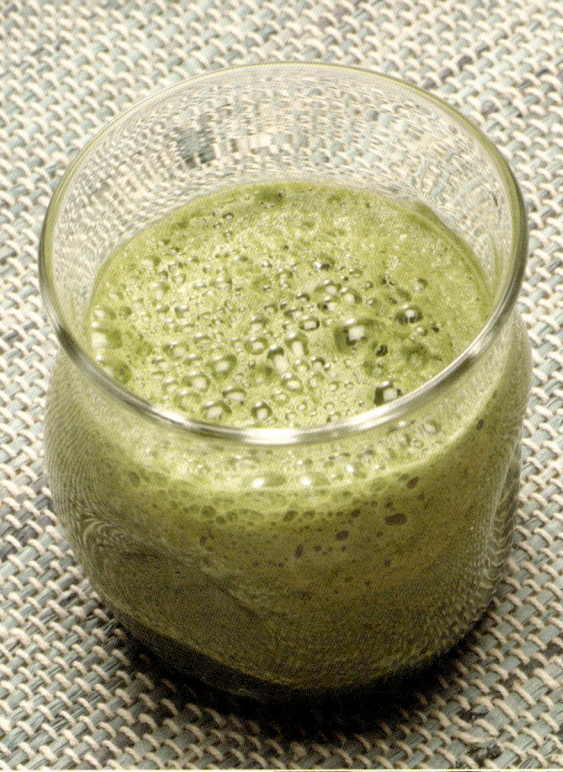

ミントとシソの青汁。モスグリーンの芳香が魅力

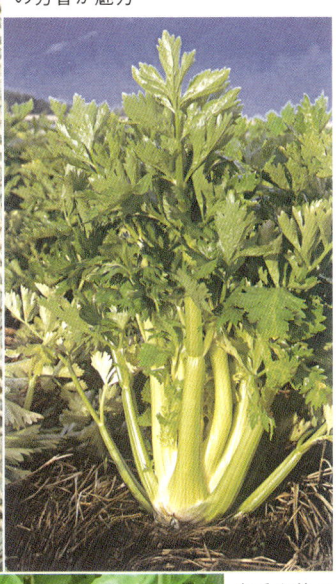

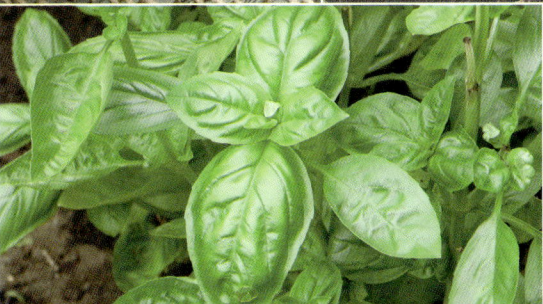

出番を待つセロリ

ミントの葉

シソの葉

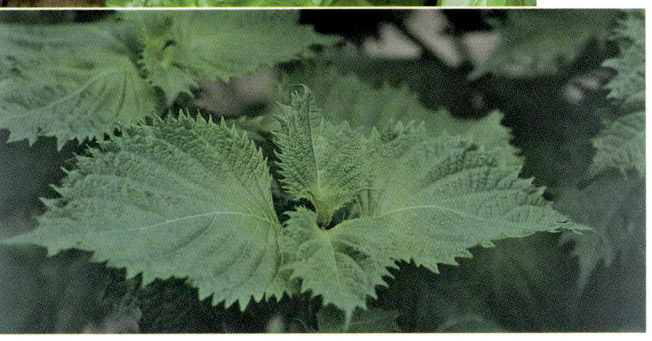

> **メモ**
> ◆においやアクの強いもの、ネギや山菜などは青汁には向きません。

上から時計回りにウマイナ、セロリ、ツルムラサキ、シソ、モロヘイヤ、ミント、オカヒジキ

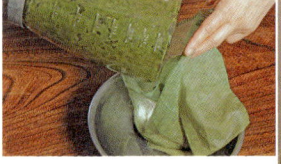

濾し袋に注ぐ
青泥状態のものが青汁になる

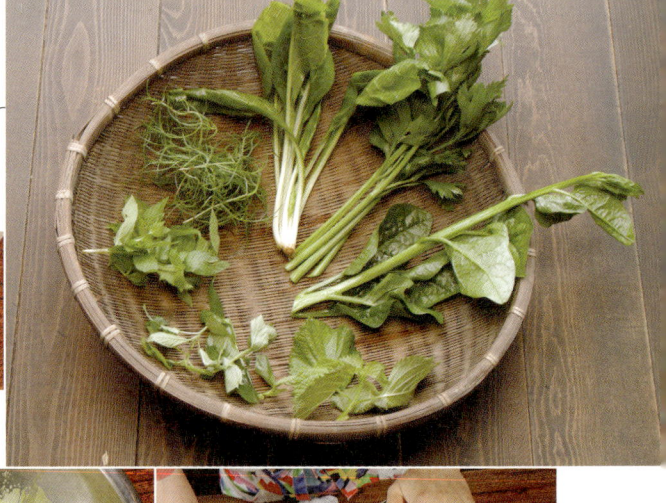

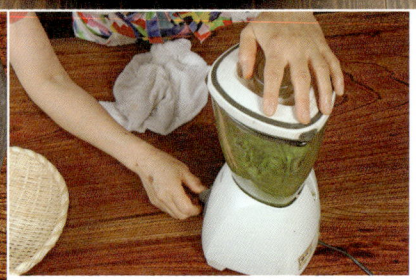

材料をミキサーに入れ、攪拌

◆エンドウ豆・サヤインゲンなど生の豆は、サポニンを含んでいるので下痢などを起こすため、青汁には向きません。

◆キュウリは、ビタミンCを酸化する酵素が含まれているので、ジュースにすると損です。

◆ミント‥料理や、お茶、またアロマテラピーに用いるほか、香料は歯磨き粉に配合されるなど、幅広く利用されています。

漢方薬としても有名で、生薬名は薄荷葉(はっかよう)。花が咲いたら地上部を採取して、風通しのよい場所で陰干しして乾燥させます。茎葉を乾燥したものは薄荷、葉だけを集めて乾燥させたものが薄荷葉(はっかよう)です。両方とも有効成分は、メントール、ビネン、カンフェン、リモネンなどです。中枢抑制、血管拡張などの作用があり、清涼、解熱、発汗、めまい、頭痛、歯痛、健胃などに用います。

虫さされには、生葉をもんで患部に塗布します。また全草を陰干しして、入浴剤として疲労回復、腰痛、神経痛などに用います。

旬の野菜の青汁。実力派の面目躍如

勢いのある逸材の組み合わせ
旬の野菜の青汁（ミキサーでつくる）

キュウリやインゲンが取れなくなると、ダイコンやカブ、ハクサイなど秋冬野菜の作付けに追われます。ジュース用の青菜として、カブレナ、コマツナ、シュンギクなど多種類の種を蒔くので、出てきた芽を間引かなければなりません。でもこの間引き菜が、毎日のジュース材料になるのですから、ありがたいことです。

今年は、大発見がありました。ミツバが秋でもおいしく食べられたのです！ 春にしか食べるものではないというか、秋冬は食べられないと思い込んでいたのですが、おひたしにして食べてみたところ、やわらかくて甘くて最高においしかったのです。すぐに、根っこのところもよく洗って、茎も葉も全部をジュース材料にしました。あの独特の強い香りはなく、苦味もな

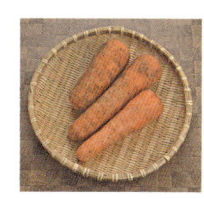

ここでもニンジンが活躍

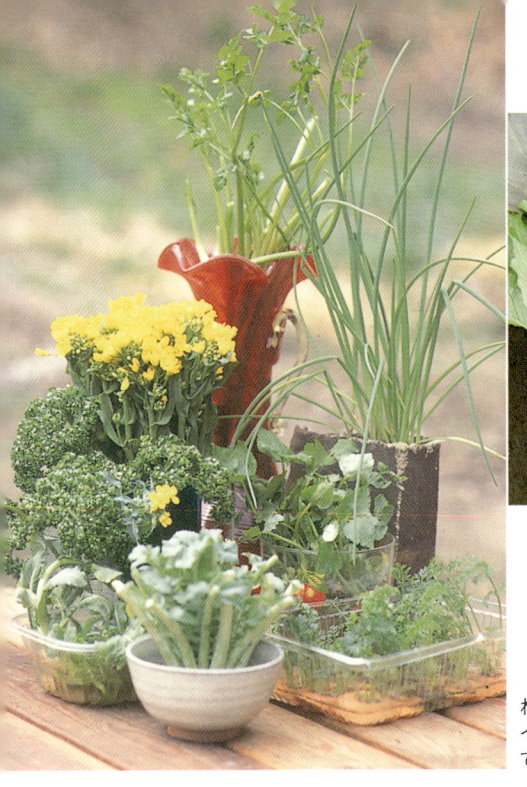

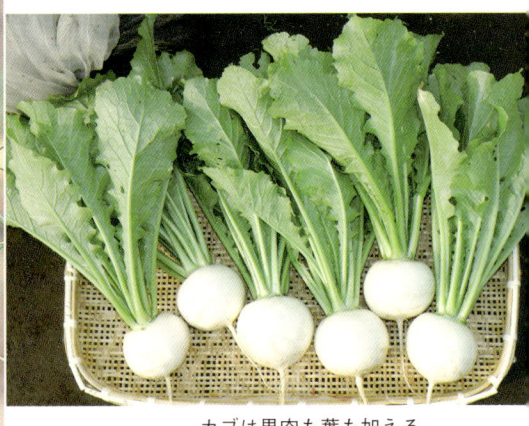

カブは果肉も葉も加える

わが家の窓辺のミニキッチンガーデン。ダイコンやニンジンの葉などを生かすことができる

く甘くて最高のジュースができました。ミツバも勝手に生えてきた野菜です。精魂こめて植えたものでも天候によっては取れなかったりするわけで、勝手に生えてきて、手入れも何もしないミツバが、すごい勢いで育っているのですから、「この世のことは、わからないものだなあ」と複雑な思いでいます。

材料 （約300ml）

カブ、カブの葉、ニンジン、ダイコンの葉、ミズナ、ホウレンソウ、セロリなど5種類以上の野菜……100〜150g

水……100〜150ml

塩、リンゴジュース、はちみつなど……好みで適宜

つくり方

ミキサーに水を入れ、材料を少しずつ入れながら攪拌する。好みで塩、リンゴジュース、はちみつを適宜加えて飲む。

第4章

生活習慣病・肥満を撃退 健康ジュースのつくり方

　生活習慣病や肥満の原因は、食事に満足感がないことにあります。食べても食べてもまだ食べたい。いくら食べても満腹にならない。そんな人は食前でも食後でも、このジュースをお試しください。ゆっくりと、噛むことをイメージして飲んでみてください。

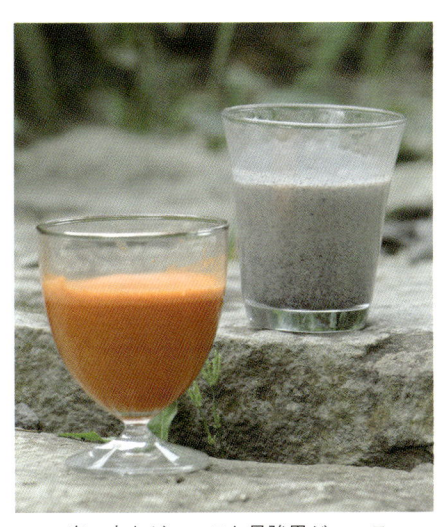

真っ赤なジュースと最強黒ジュース

黒ゴマ・黒豆・黒米の揃い踏み 最強黒ジュース（ミキサーでつくる）

黒い色には、昔から不思議な力が宿るとされていました。最近になって、紫黒色系色素であるアントシアニンは、体内に発生する活性酸素を消去する抗酸化作用があり、血管を保護して動脈硬化を予防するなどともてはやされ、また血液循環をよくする、代謝を活発にするなどとして、老化防止やダイエット効果をうたう商品まで出回っています。

アントシアニンは、ブルーベリーや赤ワインにも含まれているポリフェノール類。視力にもよい、眼精疲労の予防になるなどとテレビで放映され、ブルーベリーのジャムや赤ワインが売れ切れになるなどの一大ブームが起きたわけですが、国立健康・栄養研究所では、「ブルーベリーやビルベリー、それらに含まれるアントシアニンの視力改善効果は認められていない」としています。

黒ゴマ・黒豆・黒米の紫黒色系色素こそは、日本で古くから薬として使われてきた本物。その紫黒色系色素を含む、黒ゴマ・黒豆・黒米の最強トリオでつくるジュースです。

材料（約300㎖）

黒ゴマ・黒豆・黒米……各大さじ2
豆乳……200㎖
はちみつ……適宜

つくり方

① 黒ゴマ・黒豆・黒米は、鍋で1〜2分炒り、コーヒーミルなどで10秒から1分ほど摺っ

古くから栽培されてきた黒米

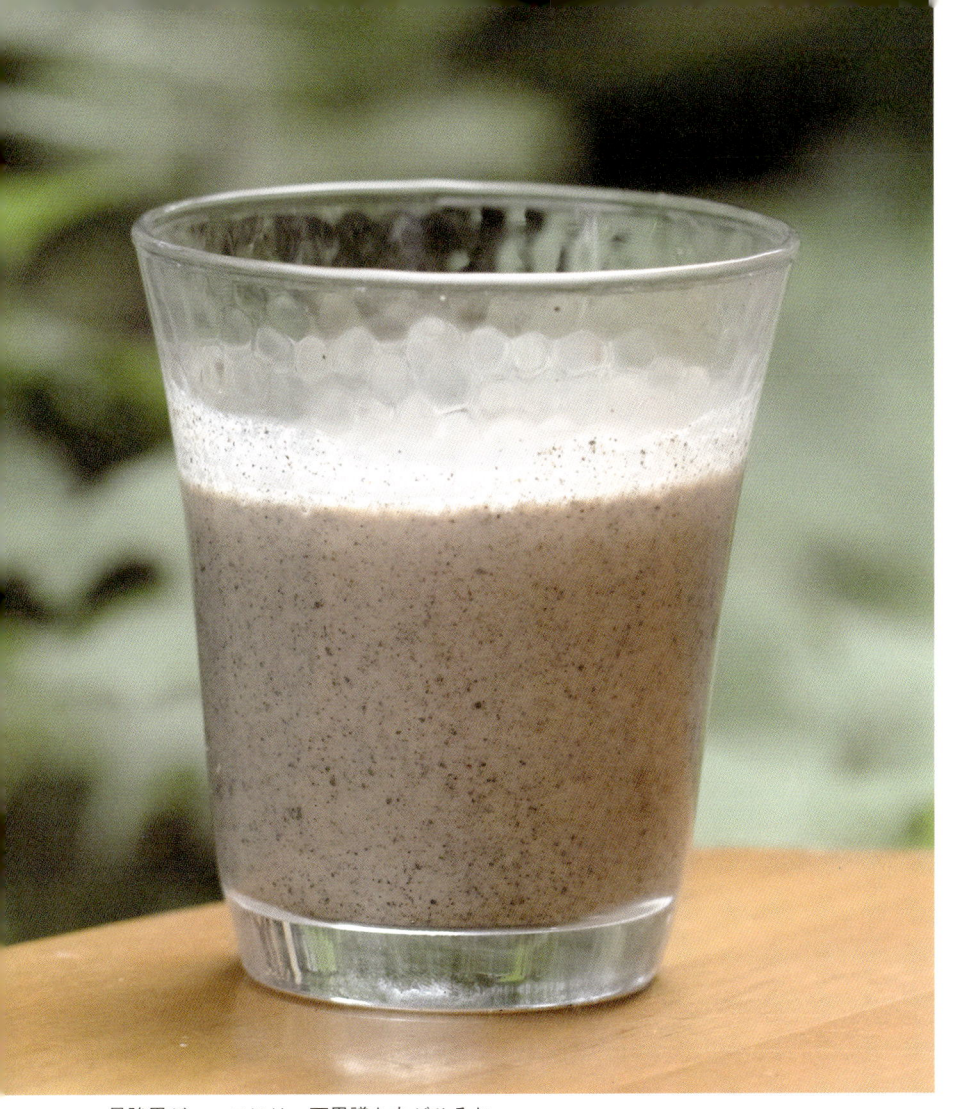

最強黒ジュースには、不思議な力がひそむ

右から時計回りに黒豆、黒米、黒ゴマ

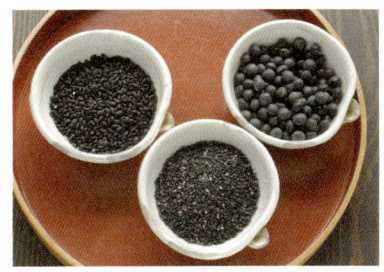

炒る時間と摺る時間の目安

	炒る時間の目安	摺る時間の目安
黒ゴマ	1〜3粒がはねたら終了	10〜15秒
黒豆	全部の豆の皮が開いてきたら終了	1〜2分
黒米	全部の黒米の白い中身が出てきたら終了	30秒〜1分

1 黒豆を炒る

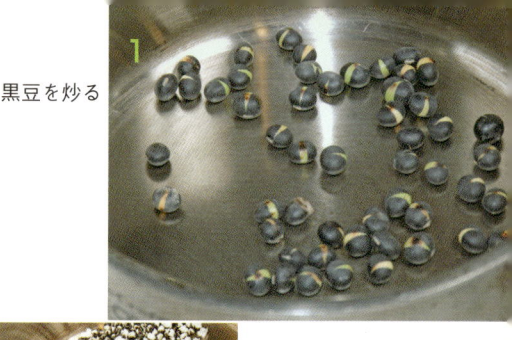

2 黒米を炒る。はねて白い中身が出てきたら終了

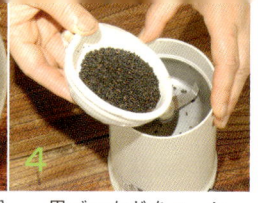

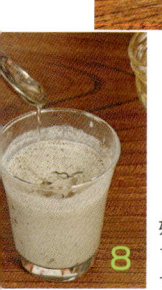

3 黒ゴマを炒る

4 黒ゴマなどをコーヒーミルに入れて摺る

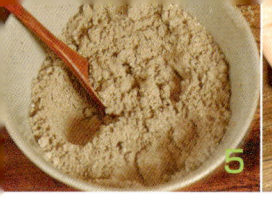

5 1分ほど摺ると粉末になる（黒豆）

6 黒ゴマの粉末

7 混ぜ合わせた粉末に豆乳を加え、よくかき混ぜる

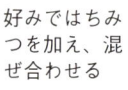

8 好みではちみつを加え、混ぜ合わせる

② 粉末を混ぜ合わせ、豆乳を加えてよくかき混ぜて飲む。好みではちみつを加える。

メモ

◆黒ゴマ‥人見必大著『本朝食鑑（ほんちょうしょっかん）』によれば、「黒胡麻は腎に作用し、白胡麻は肺に作用する。倶（とも）に五臓を潤（うるお）し、血脈（血管を血液がめぐること）をよくし、大腸、小腸の調子を整える」と記述されています。

著者の人見必大（さだすく）の父親は、「つねに黒ゴマ、胡桃、クコ葉、五加葉（ごかよう）（ウコギ）、サンショウ、白塩を調整し、細末にして、飯の後で白湯（さゆ）に入れて服用し、老を終えるまで強健・無病であった」とのことです。

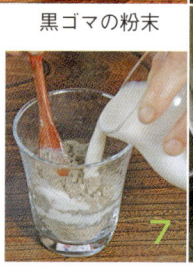

また、『本草綱目』には「胡麻は油を取るには白いものが勝れ、服食には黒いものを良とする」とあります。

◆黒豆‥黒豆には、紫黒色系色素アントシアニンのほか、イソフラボン、サポニンを多く含

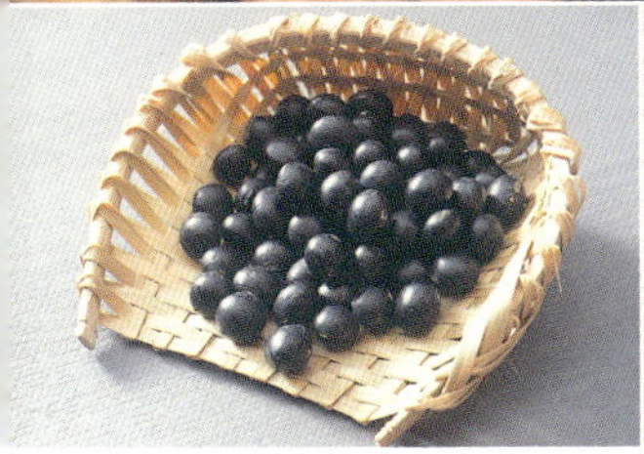

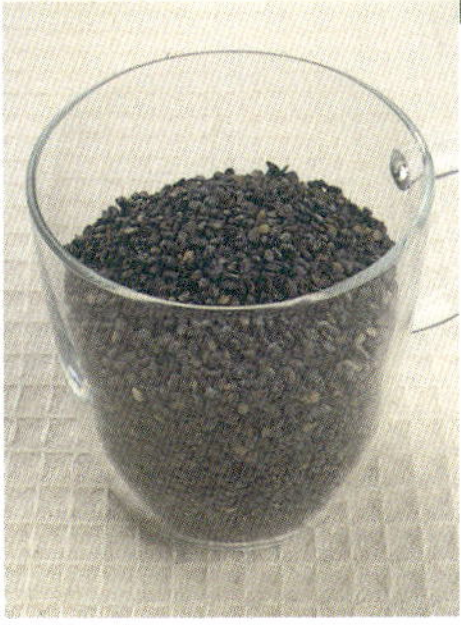

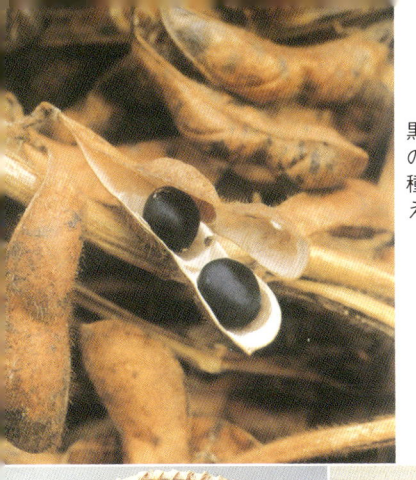

黒豆(丹羽黒)の莢が裂開。種子がお目見え

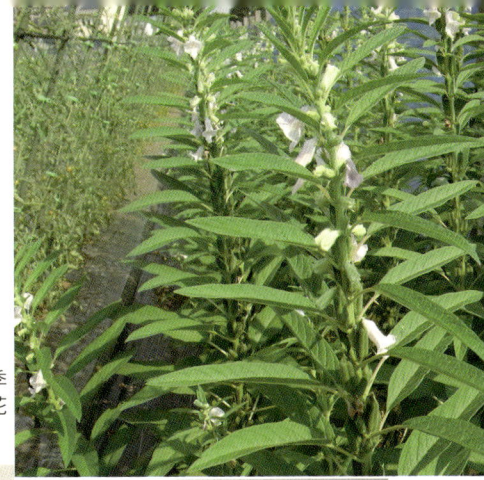

ゴマは夏季に鐘形の花をつける

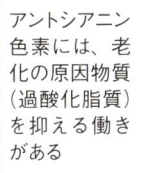

黒豆は必要量だけ求め、なるべく早めに使いきるようにする

アントシアニン色素には、老化の原因物質(過酸化脂質)を抑える働きがある

金ゴマは味がよく、黒ゴマは芳香成分が多い

んでいます。イソフラボンは骨からカルシウムが流出するのを防ぎ、補給したカルシウムを逃さない働きがあり、骨粗鬆症（こつそしょうしょう）の予防によさそうです。また更年期に低下してくる女性ホルモンの作用を補い、ホルモンバランスが崩れることによって起こる更年期障害を軽減する効果も期待できそうです。

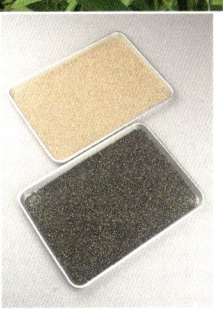

サポニンは、過酸化脂質の生成を抑制します。過酸化脂質は体内で血栓をつくり、動脈硬化を促進し、肝機能障害を起こす原因物質です。つまり、動脈硬化の予防が期待されます。

◆黒米：稲の原種とされ、古代米ともよばれる黒米ですが、白米と比べて、紫黒色系色素アントシアニンのほか、タンパク質、ビタミンB類、ビタミンE、ナイアシン、リジン、トリプトファン、鉄、亜鉛、カルシウム、マグネシウムなどのミネラル分も豊富です。

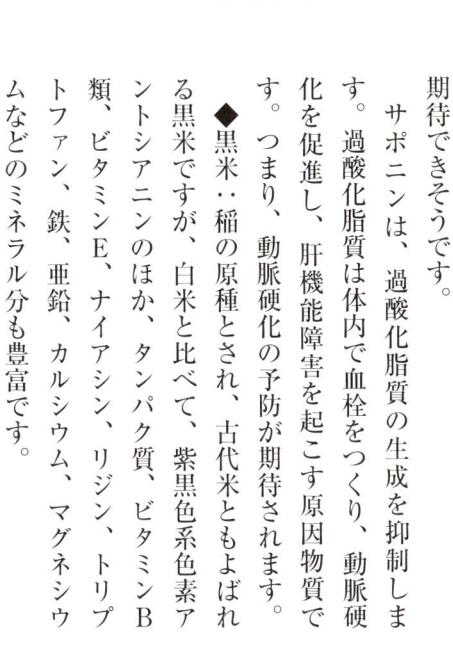

胃腸を丈夫にし、慢性病、虚弱体質の改善や、血管の老化を防ぐ効果があるとのデータも報告されています。

赤い色素のリコピンたっぷり 真っ赤なジュース（ジューサーでつくる）

トマトには、β-カロテンはそれほど多く含まれていないのに、なぜ肺がんや前立腺がんのリスクを下げるのかが疑問とされていました。

それでわかってきたのは、別のタイプのカロテンであるリコピンの作用。トマトに高濃度に含まれていることがわかってきたのです。

リコピンはトマトの赤い色の色素ですが、カロテノイドの中で最も活性酸素の消去能力が強く、その抗酸化作用はβ-カロテンの2倍といわれています。動脈硬化の予防も期待できそうです。またリコピンは、皮膚がんの原因となる紫外線のダメージから肌を守ることもわかっています。

トマトには、リコピン以外にも、ビタミンC、ビタミンP、クエン酸、カリウム、食物繊維などが含まれています。夏バテなどで食欲が落ちたときにも、トマトの甘酸っぱさが食欲を増進させてくれます。

材料（約300㎖）

ニンジン	3本（約350ｇ）
リンゴ	1/4個
スダチ（またはレモン、ミカンなど柑橘類）	1個
パプリカ（赤）	1個（100ｇ）
トマト	1/2個

つくり方

①ニンジンは無農薬のものなら皮をむかないで、そうでないときは皮をむき、ジューサーに

トマトはリコピンを高濃度に含む

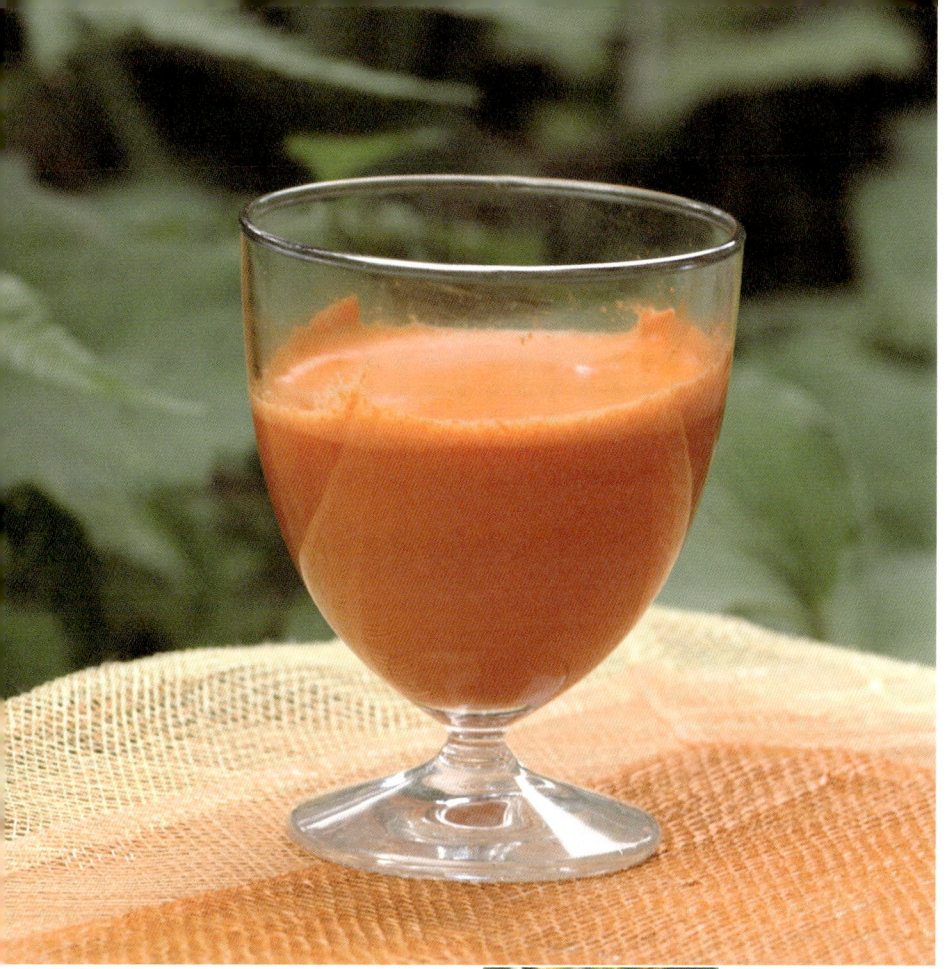

食欲を増進させる
真っ赤なジュース

甘酸っぱい香りとほろ苦みがあるパプリカ。鮮紅色が目をひく

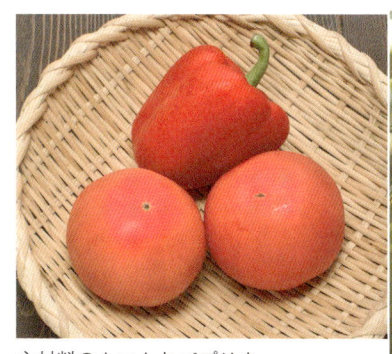

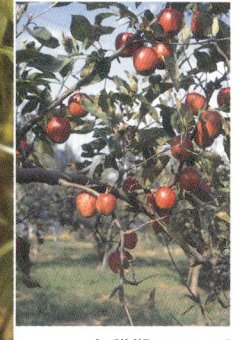

主材料のトマトとパプリカ

収穫期のリンゴ

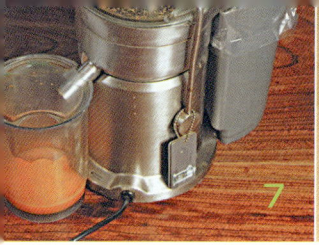

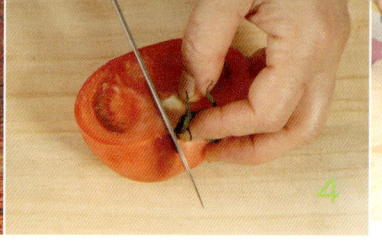

7 スイッチを入れ、搾る	4 トマトを切り、ヘタと種を取る	1 まず、ニンジンをジューサーに入る大きさに切る
8 搾りたてをグラスに注ぐ	5 ジューサーにリンゴを入れる	2 リンゴの皮をむき、切る
	6 トマトなどを入れる	3 パプリカの軸と種を取る

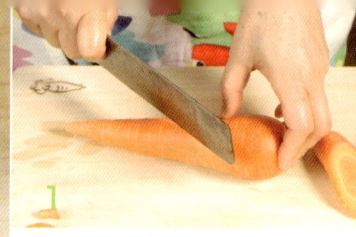

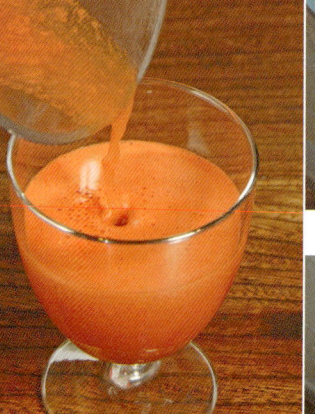

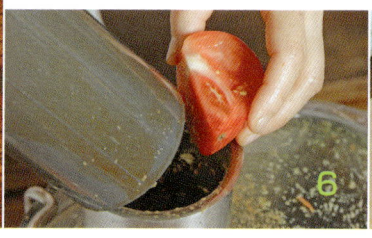

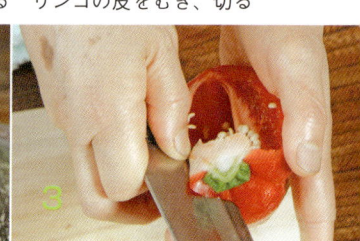

入る大きさに切る。リンゴは皮の農薬が心配なので皮をむき、ジューサーに入る大きさに切る。スダチは薄切りにし、種を取る。

② パプリカ（赤色のもの）は軸と種を取る。トマトはヘタと種を取る。

③ ニンジン、リンゴ、スダチ、パプリカ、トマトをジューサーに入れて搾る。

メモ

◆パプリカ…ビタミンA、ビタミンCが豊富です。緑色のピーマンに比べて肉厚で甘味があり、ビタミンCやカロテンの含有量は2倍以上、ビタミンEは5倍です。

パプリカの赤い色素成分であるカプサンチンには、リコピンを上回る抗酸化作用があって、活性酸素から細胞を守ります。

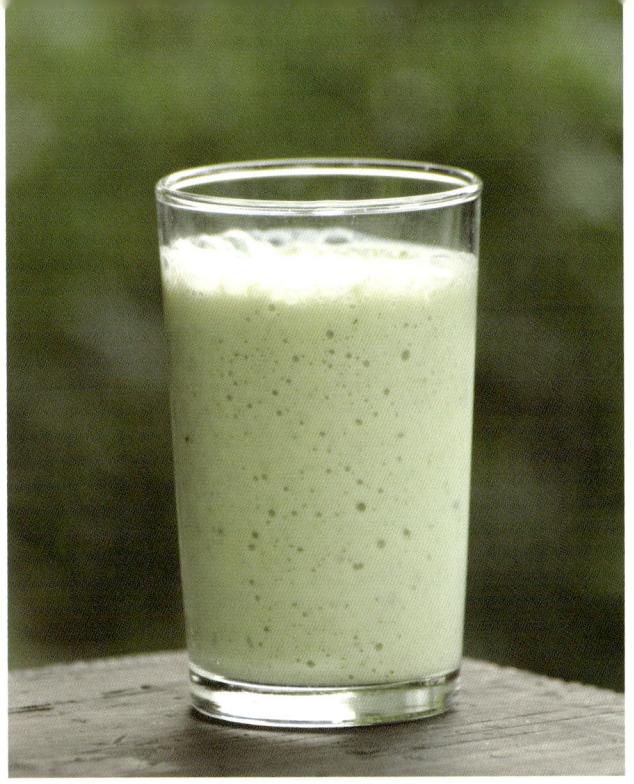

独特の苦味で夏バテ防止 ゴーヤジュース（ミキサーでつくる）

夏場の健康ジュースとして人気急上昇

ご近所でも皆つくりはじめ、農協の直売所やスーパーの売り場にも並ぶゴーヤ。沖縄に行かなければ食べられなかった時代があったことなど、うそのようです。

そんなブームに乗り、わが家でも毎年畑で育てています。ゴーヤは、なんと言ってもビタミンCが豊富、100g中に76mgです。トマトは15mg、キャベツは14mg、キュウリも14mg、レモンだって50mgですから、いかに多いかがわかります。夏の健康野菜としての実力は、十分に持っているわけです。ビタミンC以外にも、カリウム、β‐カロテン、ビタミンB$_1$・B$_2$、シトルリン、食物繊維などが豊富に含まれています。

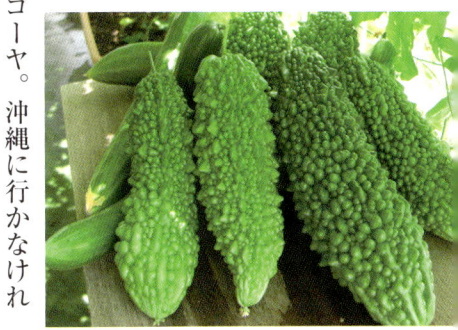

苦みの成分であるモモルシデンには、血糖値や血圧を下げる効果、抗酸化作用などがある

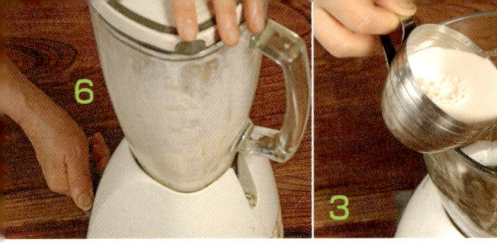

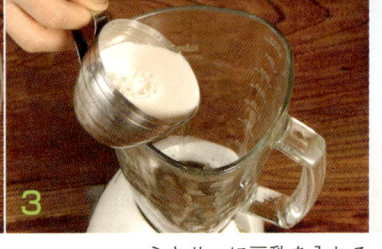

6 ミキサーにかけて搾る　**3** ミキサーに豆乳を入れる　ゴーヤジュースの材料

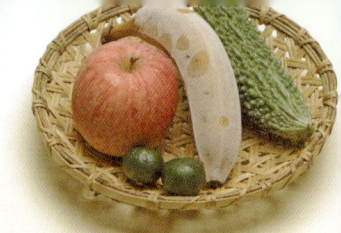

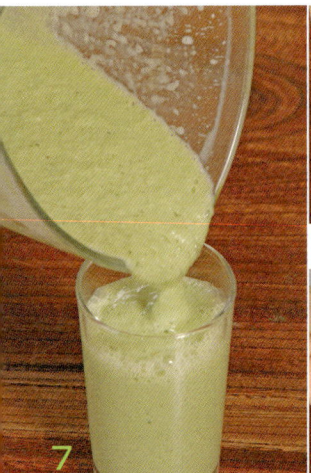

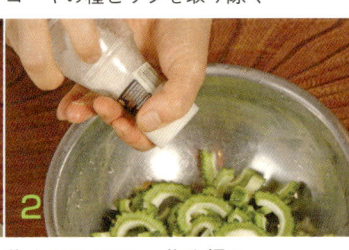

7 搾りたてをグラスに注ぐ　**5** 水分をきったゴーヤを入れる　**4** 皮をむいて切ったリンゴを入れる　**1** ゴーヤの種とワタを取り除く　**2** 薄くスライスし、塩を振る

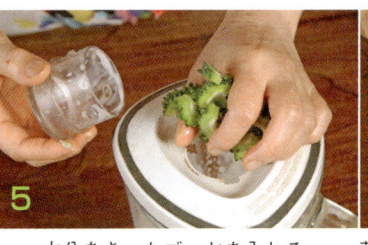

苦味があるので好き嫌いが分かれますが、独特の苦味はモモルデシンによるもので、胃腸を刺激し、消化液の分泌を促進させるので、結果として食欲がアップします。また血糖値を下げる効果があり、糖尿病予防や免疫力の向上にも期待が高まっています。

ジュース、おひたし、炒めもの、佃煮、天ぷらなどのほか、細かく砕いて焙じ、ゴーヤ茶としても飲まれています。

材料（約300㎖）

- ゴーヤ……………………1/2本（150g）
- 無調整豆乳………………100㎖
- 冷凍バナナ………………1本
- リンゴ……………………1/2個
- シークワーサー…………2個
- 塩…………………………少々

つくり方

① ゴーヤは縦半分に切り、種とワタを取り除

ゴーヤ果実いろいろ

- あばしゴーヤ
- 青長
- 白レイシ
- さつま大長レイシ
- スリランカ
- 群星

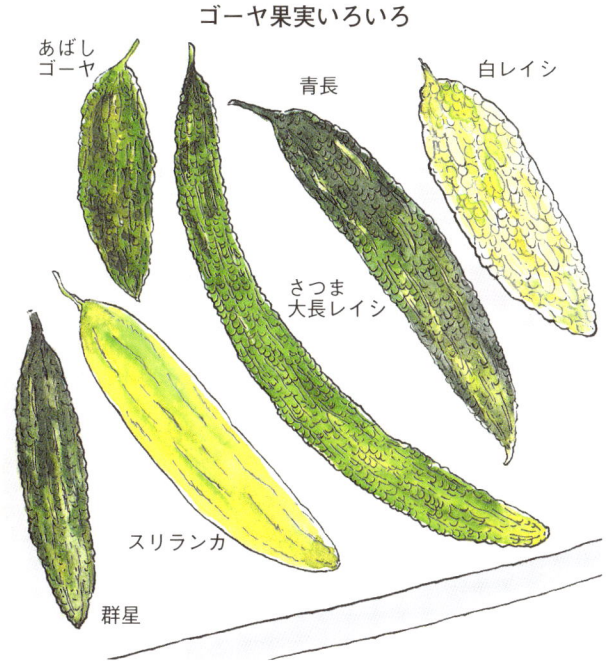

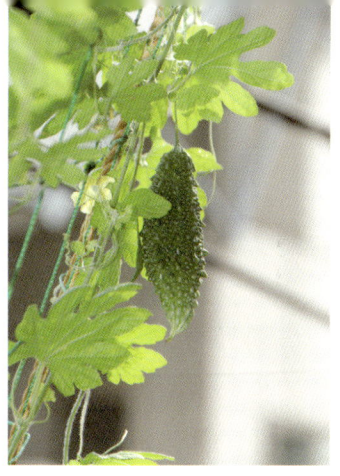

緑のカーテンで栽培したゴーヤ

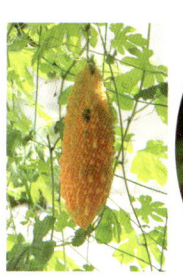

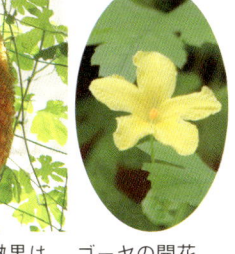

色づいた熟果は種採り用に

ゴーヤの開花

メモ

◆苦味が気にならない人は、塩を振らずに、そのままジュースにしてもよいでしょう。

◆近年、節電をはかるためエアコンなどに頼らず、窓側につる性の植物を植栽する緑のカーテンが注目されています。

この緑のカーテンづくりに打ってつけの野菜がゴーヤ。生育が旺盛で手間いらず。夏になれば、開花や緑陰を楽しむだけでなく、室内から手が届くところで果実を収穫でき、ジュースや料理の材料になるのです。

く。薄くスライスし、塩を振って5分くらい置いておく。

②ゴーヤを水で洗い、手で絞って水分をきる。リンゴは皮をむかずに半分に切る。シークワーサーは皮をむき、一口大に切る。

③豆乳を入れ、さらに、冷凍バナナ、リンゴ、ゴーヤ、シークワーサーを加えてミキサーにかける。なめらかになれば出来上がり。

体調を整える ブルーベリージュース（ミキサーでつくる）

ブルーベリーは、「目によい」と視力改善効果がうたわれ、サプリメント（栄養補助食品）として店頭にも並び、人気の健康食品です。

有効成分のアントシアニンは、たしかに豊富に含まれています。しかし、国立健康・栄養研究所によれば、「健康食品については、ヒトでの有効性・安全性の面で信頼できるデータが見当たらない」としています。

また、ブルーベリーを含むとして販売されていた健康食品（25品目）中の総アントシアニジン量を分析したところ、6品目で表示量の80％以下であったと報告しています。

しかしブルーベリーは、ほかの果物や野菜と比較して、抗酸化作用に関してナンバーワンランクであること、またブルーベリーの複合物が、尿管の健康を促進し、感染症のリスクを軽減する作用があることなども報告されています。がんや老化にともなう病気を予防する効果が期待できそうです。

ブルーベリーは、アントシアニンのほかにもビタミンA・E、カリウム、カルシウム、亜鉛、マグネシウムなどを含み、食物繊維も多く含まれています。

材料（約300ml）

ブルーベリー　　　　　　　50g
ニンジン　　　　　　　　　1本
豆乳　　　　　　　　　　　150ml
ライム　　　　　　　　　　1個
はちみつ　　　　　　　　　好みで適宜

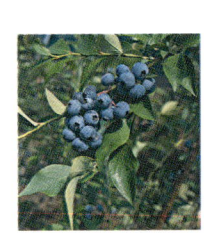

ブルーベリーは酸味と甘みが強く、家庭果樹としても人気急上昇

つくり方

① ブルーベリーは水で洗う。
② ニンジンは無農薬のものなら皮をむかないで、そうでないときは皮をむき、粗く切る。
③ ライムは国産・有機栽培のものを選び、皮をむいて薄切りにし、種を取る。
④ ミキサーにブルーベリー、ニンジン、豆乳、はちみつ、ライムを入れ、撹拌する。

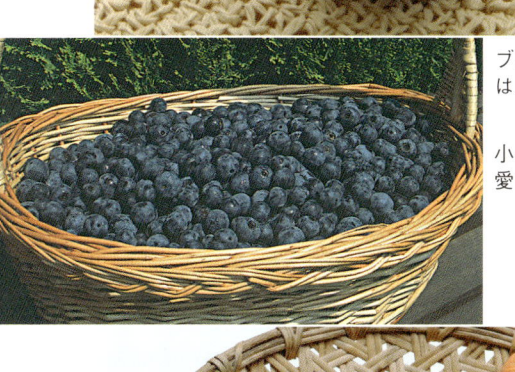

ブルーベリージュースは、健胃整腸の逸品

小果を採って愛でて讃える

ブルーベリージュースの材料

ビタミンCがたっぷり ブロッコリージュース（ジューサーでつくる）

ゆでてサラダに、また炒めものに、そしてシチューやグラタンにと、火を通した料理ばかりを食べていたので、アメリカに行ったときに出された生のブロッコリーには、びっくり。恐る恐る食べてみました。白いディップが添えられていて、それにつけて食べるのですが、歯ごたえがあってグーでした。

レモンの2倍も含まれているビタミンCも、調理することでかなり減ってしまいますが、生で食べれば調理による損失はありません。

生野菜には、特有の食物酵素があり、その食べ物の消化を助けると言われています。酵素は熱に弱く、48～60℃程度で活性を失ってしまいます。

加熱したものばかりを食べていると、体内の消化酵素を多く消費せざるをえなくなります。生で食べることの大切さを教えられました。

ブロッコリーには、ビタミンC以外にも、ビタミンAや鉄、カルシウムなども含まれ、栄養価が高い野菜です。また、さまざまな研究から、がんと闘う野菜の筆頭にあげられていることも注目に値します。

ブロッコリーは花蕾、花茎を食べる緑色野菜

材料（約300ml）

- ブロッコリー……150g
- キャベツ……2枚
- ウマイナ……5枚
- ニンジン……1本
- リンゴ……1/2個
- ミカン……1個

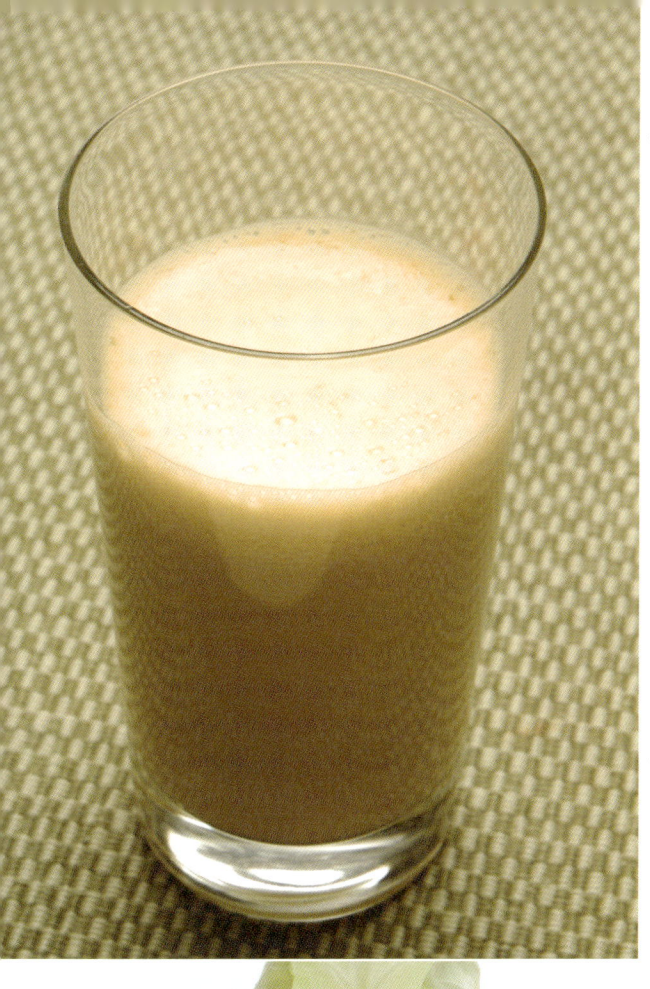

ブロッコリージュースは、栄養価が高く、独特の風味

つくり方

はちみつ……………好みで適宜

① ニンジンは無農薬のものなら皮をむかないで、そうでないときは皮をむき、ジューサーに入る大きさに切る。リンゴは皮の農薬が心配なので皮をむき、ジューサーに入る大きさに切る。ミカンは皮をむいて半分に切る。

② ブロッコリーは、ジューサーに入る大きさに切り分ける。

③ ニンジン、リンゴ、ミカンをジューサーに入れて搾り、さらにキャベツとブロッコリー、ウマイナを搾る。好みではちみつを加えて飲む。

ブロッコリージュースの材料

体を温める快心作 ホットユズジュース（ミキサーでつくる）

ユズの果実は、ビタミンC、クエン酸、酒石酸を含んでいます。韓国の伝統茶「柚子茶（ゆじゃちゃ）」は、砂糖で煮込んだユズを湯または水で薄めたものですが、最近は日本でも販売され、よく飲まれているようです。

ユズの薄切りや搾り汁にはちみつを加え、ただ熱湯を入れて飲むだけでも、発汗や解熱作用が期待でき、風邪の引きはじめにぴったりです。それにリンゴとリンゴジュースが加われば、さらに栄養もおいしさもパワーアップし、満足感が高まります。

果皮は漢方薬の橘皮（きっぴ）、健胃薬、解熱、鎮咳（ちんがい）、去痰薬（きょたんやく）として用いられています。ピネン、シトラール、リモネンなどの芳香成分を含みます。ユズの芳しい香りは、さまざまな香水にも利用されていますが、新陳代謝を活発にし、血行を促進する作用があります。ユズ湯は疲れや痛み、冷え性にもよさそうです。

消費・生産ともに日本が最大ですが、柑橘類の中では耐寒性が強く、福島産は北限のユズとして知られています。病気にも強く、無農薬栽培が比較的簡単にできます。調味料として、またユベシなどの菓子にも利用されています。

私は種をホワイトリカーやエタノールに浸け、グリセリンを加えて保湿化粧水をつくり、乾燥肌をケアしています。

材料（約300㎖）

ユズ ……………………… 1個
リンゴ …………………… 1/2個

ユズの大玉果。クエン酸を多く含み、果皮にはビタミンCを含む

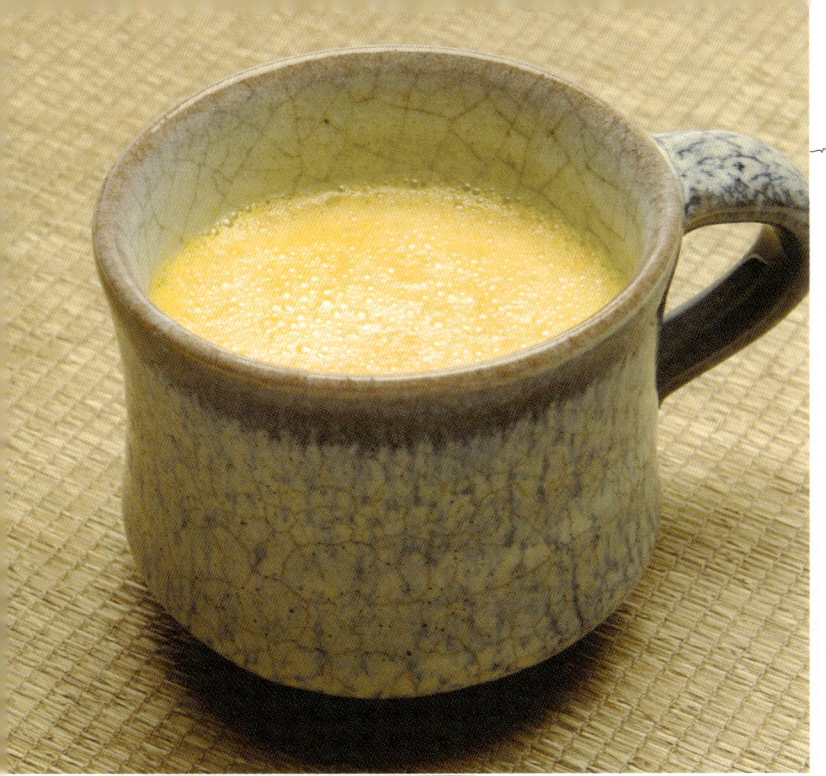

リンゴジュース……100mℓ
根ショウガ……1かけ
はちみつ……好みで適宜

ホットユズジュースの材料

ホットユズジュースは、疲労回復の立役者

つくり方

① ユズは種を取り、搾る。
② リンゴは皮と芯を取り除き、一口大に切る。
③ ユズの搾り汁、リンゴ、リンゴジュースをミキサーにかける。
④ 鍋に③を入れて加熱し、沸騰してきたら火を止め、根ショウガの搾り汁を加える。好みでユズ皮のすりおろしや、はちみつを加える。

メモ

◆はちみつは、1歳以下の赤ちゃんには禁物です。

風邪を吹き飛ばす 熱々くだものジュース（ミキサーでつくる）

熱が出ると、母が必ずつくってくれたリンゴのすりおろし。熱があったからなのか、リンゴの味が濃かったのか、小さなスプーンで口に運んでくれた人の温かさなのか、体に刷り込まれているおいしさの一つです。

そんな懐かしい味を再現してみました。リンゴの香りが口に広がり、大人にも子どもにもおいしい、風邪引きのための熱々ジュースです。

リンゴには、ビタミンC、ミネラル、カリウムなどが含まれていますが、意外と少ないのがビタミンC。たったの4mgです（ユズは150mg）。しかし食物繊維のペクチンは、腸に入ると消化物などを包み込み、腸を刺激し体外に排泄させやすくする働きがあります。

また、腸内の乳酸菌の生育を促進し、善玉菌を増やす働きがあります。リンゴ酸とクエン酸は、疲労回復、食欲増進などにも効果的です。というわけで、風邪を引いたときや、離乳食や病人食として用いるのも理にかなっています。

カリウムには血圧を下げる働きがあり、ナトリウムの排出を促進。塩分過多の人は、その分カリウムを摂る必要がありますが、リンゴなら生でそのまま食べられるので効率的ですね。

材料（約300mℓ）

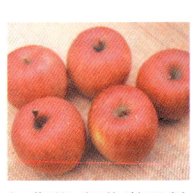

- リンゴ ………… ½個
- シナモン ……… 少々
- リンゴジュース … 150mℓ
- ミカン ………… 1個
- 根ショウガ …… 1かけ

無農薬・無化学肥料でつくったリンゴ（青森県弘前市の木村興農社）

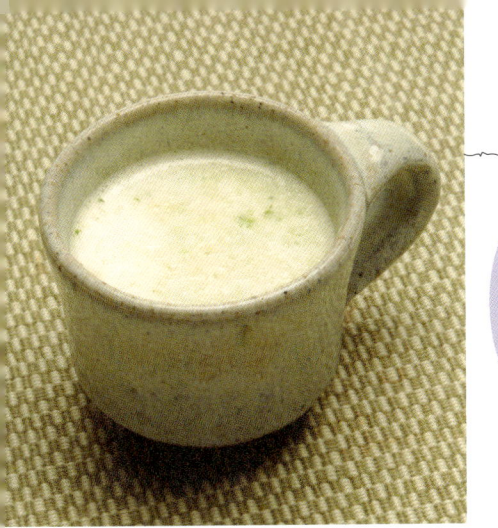

熱々くだものジュースは味よし、効きめよし

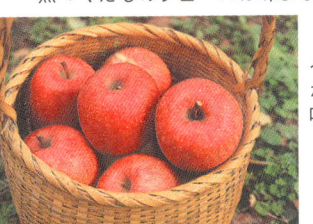

ふじは果汁が多く、食味が優秀

すりおろして香辛料として利用される根ショウガ

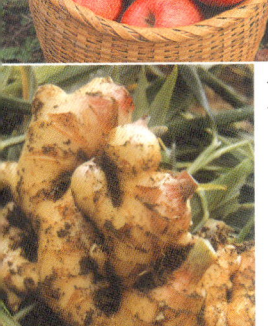

熱々くだものジュースの材料

はちみつ────好みで適宜

つくり方

① リンゴは皮と芯を取り除き、一口大に切る。
② リンゴ、リンゴジュース、皮をむいたミカンをミキサーにかける。
③ 鍋に②とシナモン、すりおろしたショウガを入れて加熱し、沸騰してきたら火を止め、好みではちみつを加える。

メモ

◆リンゴ：生食はもちろんジャム、乾果、ゼリー、アップルパイなどの菓子の材料、酒など多方面に利用されています。世界中で栽培されていますが、日本の主産地は青森県。国光とデリシャスの掛け合わせでつくられた主力品種のふじは、育成地の青森県藤崎町に由来し、「富士山」にもかけているとか。ふじは甘みが強く歯ごたえもよく日持ちもすることから、今や世界で最も多く生産される品種です。
　熟成したリンゴとジャガイモを密閉状態に置くと、発芽が抑制され、キウイフルーツはリンゴと同じ場所に保管することで熟成の促進が行われるなど、リンゴの不思議な有用性が明らかになってきています。

腸の調子を整える逸品 ヨーグルトジュース（ミキサーでつくる）

星野式ゲルソン療法では、治療当初はミルク、チーズ、バターはもちろん、肉、魚、卵などの動物性のタンパク質・脂肪の摂取は禁じられています。厳格な無塩食、大量のオーガニックの果物や野菜の摂取により、体調の回復をみた場合に限り、ヨーグルトの摂取も認められています。

ヨーグルトは、腸内環境の改善に役立つことはよく知られています。善玉菌の代表といえる乳酸菌には、ビフィズス菌を増やして腸内環境を整え、悪玉菌の繁殖を抑えて腸の免疫力を高め、便秘や下痢の改善、がんの予防、高血圧や肝臓障害の軽減など、さまざまな作用があります。また、コレステロールを下げ、高コレステロール対策にも効果のあることがわかっています。

ヨーグルトは、牛乳のように乳糖不耐症になり、消化不良や下痢を起こすことはありません。乳酸菌の働きによって、乳糖は20〜30％分解されているうえに、乳酸菌により分泌されるラクターゼが乳糖を腸内で分解してくれます。ですから牛乳が苦手な人も、牛乳の優れた栄養分、たとえばカルシウムなどを、そのままヨーグルトから摂取することができます。

材料（約300㎖）

キャベツ ……………………… 2枚
パセリ ………………………… 1本
ミツバ ………………………… 1本
セロリ ………………………… 1本

ヨーグルトとキャベツ、パセリ

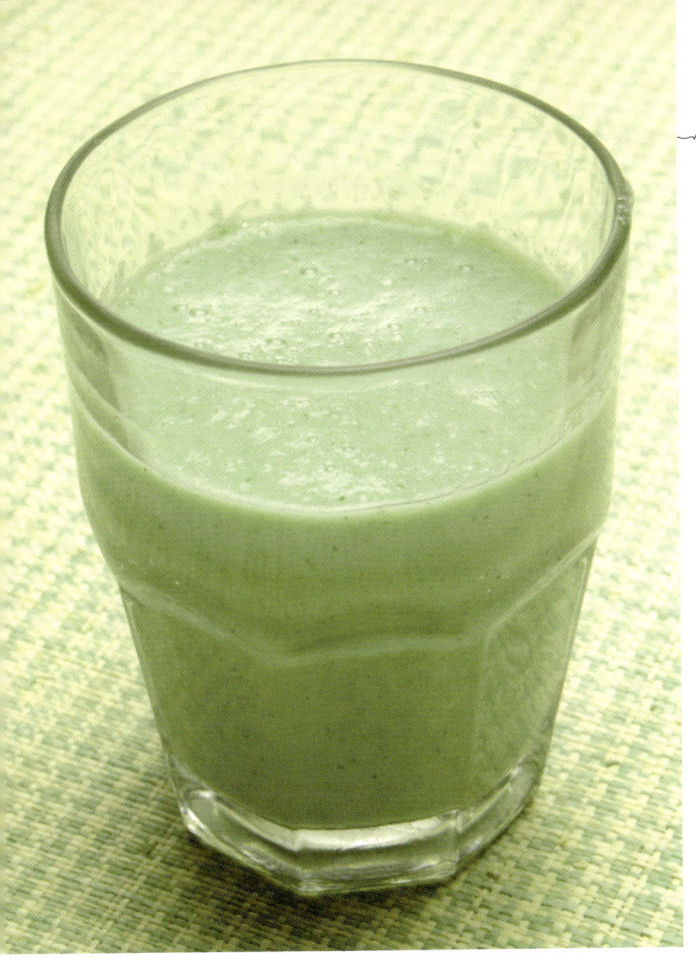

ヨーグルトジュースは、腸内革命の功労者

ヨーグルト	1/2カップ
リンゴジュース	100mℓ
レモン	1/4個
はちみつ	好みで適宜

つくり方

① キャベツは粗いみじん切りにする。
② ミキサーにリンゴジュースを入れ、キャベツ、パセリ、ミツバ、セロリ、ヨーグルトを入れ、レモンの搾り汁を加え、好みではちみつを入れて撹拌する。

メモ

◆パセリ：世界で最も使われているハーブの一つ。アピオールなどの精油成分を多く含み、口臭予防、食欲増進、疲労回復、食中毒予防効果などがあります。

ビタミンA（β-カロテン）、ビタミンB類、ビタミンC、また、カルシウム、マグネシウム、鉄など、ビタミンやミネラルの栄養価は高く、野菜の中でも群を抜いています。

◆「病と闘うジュース」の飲み方・道具・材料・効能Q&A

● ジュースの飲み方について

Q：なるべく一度にたくさんの手づくりジュースをつくり、冷蔵庫に保存しながら飲みたいのですがいいですか。

A：ジュースは、つくってすぐに飲むのが基本です。しかし父が肝臓がんと闘ったときも、仕事を持つ妹が一日分をつくって父の元へ届け、冷蔵庫に入れておき、飲めるときに飲んでもらう方式を取りました。最上のことはできなくても、長期間続けることが大切と思います。

Q：ジュースの飲み方について、ほかにもお茶や水も大切と思いますし、今までも飲んできたので、飲みたいです。でも星野式ゲルソン療法で、ニンジンジュースを1日に1ℓ、2ℓも飲むとしたら、お茶や水を飲む暇はありません。飲まなくてもいいのですか。

A：星野式ゲルソン療法で一番大切なポイントは、大量のニンジンジュースを飲むことです。まずそのことを基本に据えて、余裕があったら水、お茶を飲むのがいいと思います。今までとライフスタイルを変える、「チェンジ」に挑戦する気持ちで取り組んでください。

Q：ニンジンジュースは、がん以外にもいいのでしょうか。また、子どもでも実行していいのでしょうか。

A：もちろんです。病気でなくても、このニンジンジュースは体調を整え、免疫力を高めます。体力がついてきますし、集中力も高まり、風邪を引かなくなり、お肌もきれいになります。それでいて、副作用はないのですから、毎朝1杯のジュースを家族皆で飲むことがおすすめです。

「病と闘うジュース」の飲み方・道具・材料・効能Q&A

Q：80歳の父ですが、肝臓がんの末期です。手遅れで、手術や抗がん剤も無理と言われました。知人から星野式ゲルソン療法をすすめられ、ニンジンジュースを毎日1ℓほど飲ませています。素人目には、とても元気になってきたのですが、「ジュースよりもご飯を食べなくては」と言い出しました。でもご飯を食べると、ジュースは「お腹がいっぱいだ」と飲みません。ご飯を食べ、ジュースは飲めるだけ飲むということでいいでしょうか。

A：ご飯を食べたい気持ちが出てきたことが、大きな回復の兆し。星野式ゲルソン療法で一番重要なのは、ニンジンジュースを大量に飲むことです。これを少なくても1年は続ける決意でがんを押さえ込んでください。ぜひ頑張って続けてほしいですね。

● ジューサー、ミキサーについて

Q：家にあるジューサーでは少量しかできなくて、つくるのに大変です。大量につくれて、洗うのも簡単なジューサーはないのでしょうか。

A：毎日使うものですから、よいジューサーを捜し求めてきました。日本のメーカーに、「性能のよいジューサーをつくってもらいたい」と手紙も書きましたが、いまだに日本製のもので使いやすいものは市販されていません（2011年5月現在）。

わが家で今使っているのは、オーストラリア製でブレビル社「パワージューサー1000ワット」（奥行き約43×幅28×高さ約50㎝）です。インターネットのサイトで買いました。通常価格7万4800円（税込）が5万1800円（税込）に。ステンレス製であることと、部品が取り替えられること、ニンジンは大きなものもそのまま入れて搾れるパワーが気に入って購入しました。

また、その前は台湾製「パワージューサー」を数年間使っていましたが、突然製造中止になりました。現在は同じようなものが市販されています。中国製「スタイルプラス パワージューサー」（奥行き36×幅23×高さ42㎝）で1万9800円（税込）です。これもパワーがあります。インターネットや電話などでも購入できます。

ただし、やはりパワーがあるものは大きさも

あるので、台所に置く場所は悩みの種です。わが家では、これで家族みんなの健康を維持するのだと思い定め、ミキサードカン！ ジューサードカン！ と置いています。使わないときはホント邪魔ですが、仕方がありません。

なお、価格は私が入手した時点のもの。変動があります。

Q：手軽に一人分のジュースをつくりたいのですが、高性能のジューサーの購入に踏み切れない場合、お試し期間のつもりでニンジンなどを細かく切ったり、すりおろして簡易ハンドジューサーで搾ったりして飲んでもよいのですか。

A：もちろんOK。大変な病気ではなく、健康な胃腸をもち、消化能力に自信があるなら、ニンジンをポリポリかじるのでもOKです。ただし、大変な病気を抱えているときには、消化能力も100％完全ではないと思います。すりおろして搾って飲むことをおすすめします。

Q：ニンジンジュースはジューサーでなく、ミキサーでつくってもよいのですか。

A：胃腸が丈夫で、健康であれば、ミキサーでつくったものを、よく噛んで飲むのもよいと思います。胃腸が弱く、病のときには、ミキサーでつくったジュースを、さらにガーゼなどで搾るとさらさらしたものができるので、それを飲むのがよいと思います。がん等の病のときは、消化器への負担を少なくするほうが賢明ですから、ジューサーでつくるか、ガーゼなどで搾ったほうがいいでしょう。

青汁も、通常はミキサーでつくり、そのまま飲みますが、特に胃腸の弱い方などは、ガーゼなどで搾って飲むほうがいいでしょう。

●ジュース材料について

Q：ニンジンジュースにトマトなどを混ぜてつくってもよいのですか。

A：トマトを入れてもいいですが、ニンジンはビタミンCを破壊する酵素が含まれるので、レモンなどの柑橘類、または酢を入れるのが基本です。

Q：ニンジン以外の材料で抗酸化の働きのある野菜ジュースはつくれるのですか。また、ニンジンかすは有効利用できるのですか。

「病と闘うジュース」の飲み方・道具・材料・効能Q&A

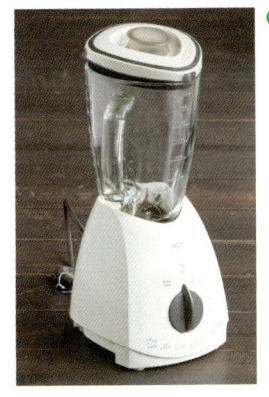

❶玄米を微粉末にする電動粉ひき。山本電気製「NEWよめっこさん」。16年間、毎日使い続けても故障したことがないすぐれもの。
TEL0248-73-3181

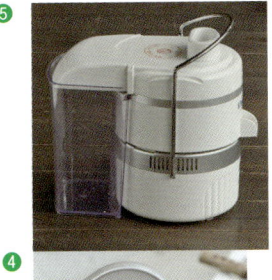

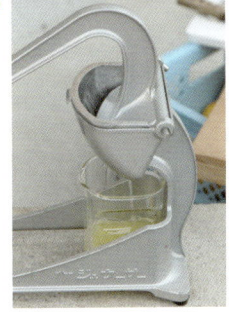

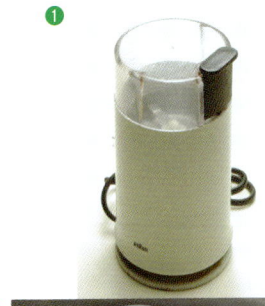

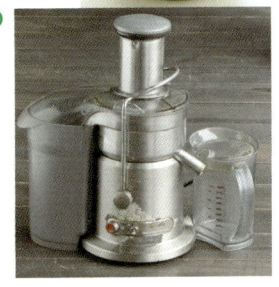

❷オーストラリア・ブレビル社製「パワージューサー1000ワット」。ニンジン丸ごと短時間でジュースにできる働きもの。毎日、大量につくりたい人には、これがおすすめ。専用かす入れ付き（インターネット検索、申し込み）　❸中国製。ショップジャパン「スタイルプラス　パワージューサー」。ニンジン丸ごと1本入り。専用かす入れがあり、洗う手間も省けます。TEL0120-096-018（フリーダイヤル）　❹手押しで搾る簡易ハンドジューサー
❺パナソニック製「ファイバーミキサー MX-X38-W ホワイト」。青汁にはミキサーが適しています。TEL0120-878-365（フリーダイヤル）

A：がんと闘うときには大量に飲む必要があり、「大量」摂取となると、やはりニンジンが一番手っ取り早いということです。また季節的にも一年中、手に入りやすいこともありますね。
なお、大量のニンジンかすがでますが、もったいないのでカレーやおから煮、ひじき煮などに使います。大切なエキスがなくなったかすなので、味はいま一つです。また、堆肥づくりのため、野菜くずなどとともにコンポスト容器などに入れることも考えられます。もちろん、「もったいない」に目をつむり、病と闘うためにジュースを飲むことに専念してもよいのです。

Q：ニンジンジュースや青汁は市販のものではなく、手づくりがよいのですか。
A：もちろん、自分でつくり、すぐ飲むのが一番です。自分でつくった

79

Q：ニンジンや野菜は、有機栽培でないとダメですか。農薬や化学肥料が使われている可能性が高い市販のものでは、飲まないほうがましでしょうか。

A：あなたのジュースの必要は、ただ単に健康のためでしょうか。それともがんと闘うため、難病と闘うためでしょうか。がんや難病と闘う決意でジュースを飲もうと思うのであれば、ただちに手に入るニンジンでジュースをつくってください。まず飲み始めることです。そうして、飲みながら農薬や化学肥料が使われていない農作物を探し求めてください。毎日大量に使うニンジンや野菜に、農薬や化学肥料が使われていないことは、大切なことですが、まずは手に入るもので飲み始めることです。

ものと市販のものと比較すると、どうしてこんなに味が違うの？と不思議に思うほどです。また、つくることができない事情があり、市販のものを購入する場合も、「自分でつくったものと同じ味のものを」と、よりよい選択ができます。ただし、手づくりできない場合も多々ありますね。そうしたときは、手に入る最良のものを飲むことも必要。上手に市販のものも利用し、飲み続けることを心がけてください。

Q：青汁は、5種類以上の野菜を入れないとダメですか。

A：たとえばキャベツだけ、コマツナだけというのでは、栄養バランスもよくないと思います。多種類の野菜を使うことで、そのうちの1種類はハコベやドクダミ、カキの葉などのアクが強い野草も入れることができますし、ホウレンソウのようにシュウ酸が多いものも入れることができます。多種類の野菜の微量物質の力を借りる大切さを思います。季節によって、なかなか5種類が手に入らないことも多々あると思いますが、「心がける」をいつも頭に入れておくことが大切と思います。

●免疫力（自然治癒力）アップについて

Q：免疫力を保つために、ジュース以外にできることはありますか。

A：昔から養生法として言われてきた、腹八分、早寝早起き、よく休むこと、ゆっくりよく噛むことなどが、とても大切だと思います。また深い腹式呼吸や、水をちびり、ちびりと飲むことも大切

Q：私は慢性血小板減少紫斑病と鉄欠乏症貧血を持っています。食べ物以外にも気をつけることがありましたらお教えください。髪は美容院で2〜3ヶ月ごとにヘアダイとストレートパーマをかけています。ヘアダイとストレートパーマをかけないと精神的にストレスがかかりますので、なるべく続けて行きたいと思っています。

A：2〜3ヶ月ごとにヘアダイとストレートパーマとのことですが、すべての化粧品の中でヘアダイとパーマは、とりわけアレルギーが起きやすい商品です。それだけ危険性がある薬剤が使われています。体調をよくみて美容院へ行ってください。まずはパーマのときには染めない、染めたときにはパーマをかけないようにすることから試してみてください。また、美容院ではより安全な植物性染料のヘナでのヘアダイもして

くれますので、100％のヘナであることを確認して、使ってもらうのもいいのではないでしょうか。

● サプリメントについて

Q：ビタミン剤に興味がありますが、ビタミン剤に入っているものはすべて安心してよいのでしょうか。また、がんなどの場合に、飲んだほうがいいサプリメントはありますか。

A：同じにみえるビタミン剤にも医薬品と食品があります。規制の基準がまるで違います。病気で医者から処方される場合を除き、健康を保つために飲む必要はないのではないかと思います。あくまでも「バランスよく食べる」が基本と思います。

また、ビタミンのサプリメントは、摂りすぎが問題になっています。ビタミンA・Eなどは、身体に蓄積しやすいものなので要注意です。金曜日刊の『買ってはいけない』では、ダイエットのサプリメント、イチョウエキス、ニガリなどを取り上げ、飲んでも効果がないことを論証してきました。

ただし、がんになった場合ですが、星野仁彦

です。誰にでもすぐにできて、お金もかかりません。実行できるかできないかだけなのです。大きな病気になっても、こうした毎日できることを地道に続けることが大切と思います。さらに食事については、精白していない穀物・雑穀、野菜中心の食事がおすすめです。

医師は、ビタミンCのサプリメントを使用したと述べています。

私も膠原病のときにはビタミンCを摂るために柿茶を飲みましたが、さらにビタミンC剤、スピルリナ、ビタミンKなども摂りました。甲田療法では断食をするので、一時的にそうしたサプリメントを補う必要があると思います。もちろん、これらのサプリメントの指示は、甲田光雄医師の処方によるものです。

Q：ジュースを飲む以外に、プロポリスは飲んだほうがいいでしょうか。その安全性はどうでしょうか。アガリクスは本当に効くのでしょうか。値段もバラバラですが、やはり値段も関係あるのでしょうか。

A：独立行政法人国立健康・栄養研究所「健康食品の安全性・有効性情報」http://hfnet.nih.go.jp/main.php は、サプリメントの有効性、安全性を知るためにはおすすめのサイトです。以下、それを一部ですが紹介します。

［プロポリスは 俗に「抗菌作用がある」、「炎症を抑える」などといわれ、ヒトでの有効性が示唆されているが、参考となる十分なデータは見当たらない。安全性については、ハチやハチの生産物にアレルギーのある人（特に喘息患者）は使用禁忌であり、外用で用いた場合（化粧品を含む）に接触性皮膚湿疹を起こすことがある。妊娠中・授乳中の安全性については信頼できるデータがないので摂取はさけるべきである。」

アガリクスについては、［俗に「抗がん効果がある」、「免疫力を高める」などといわれ、アガリクスと名のつく健康食品も数多くみられるが、ヒトでの有効性と安全性については信頼できるデータが見当たらない。」

この情報からは、ジュース以外に、これらのサプリメントを飲んだほうがいいとは思えません。しかし、たとえば精神的な安らぎ、安定など、不思議な動物である人間にとっては、有効性があろうがなかろうが、効きそうなものに頼りたい気持ちが強い場合もあると思います。そんなときには、まず1ヶ月ほど試してみて、それで効果があればまた1ヶ月続けるというように、期間を決めて効果を確かめつつ試用してみることが、サプリメントとの上手な付き合い方といえるでしょうか。

あとがき

膠原病を治したい一心で、まるで変わりました。それまでは、朝はニンジンジュースと青汁の食事になってから、生活スタイルも体もキなどはいくつでも食べることができました。宵っ張りの朝寝坊、こってりしたおいしいものが大好きで、ケーきより12kgは増えていたと思いますが、服などはまったく着ることができなくなっていました。若いととても疲れやすく、体が冷えていて夜中にもトイレに起きていたことが思い出されます。体を動かすのは苦手で、運動は大嫌いでした。また

欧米諸国で人気のローフード。火を使わない調理、つまり生の食物を食べることで、若々しくなり、ウエストも細くスリムになり、元気いっぱいになるというわけです。甲田療法も、若々しく、スリムになり、疲れなくなる、便通がよくなる、寝つきや目覚めがよくなる……そのことは多くの方々が実感しているところです。そうした共通の利点が生食にあることは、やはり私たちの日常があまりにも加工され加熱され、精製されたものに囲まれ過ぎていて、熱に弱い酵素をたっぷり摂ることができない食生活になっている現実を考えさせられます。

日本には昔から味噌や醬油、糠漬け、沢庵漬けなどの酵素が働いている食品があります。しかし今日これらの発酵食品は、加熱殺菌されていて添加物で発酵の味がつけられています。そのため意識して生きた酵素を食べることが求められています。つまり毎日ジュースを飲む習慣をもつことで、体調を整えていくことが大切と思います。そのためには、市販のものを買うのではなく、できるだけジュースを手づくりしてほしいのです。最初は面倒かもしれません。でも朝食はこれだけでいいと思い込んでしまえば、手がける気になり、続けていくことができるようになります。

この本が、お一人お一人の病気克服、健康づくりにお役に立つようにと祈っています。

著者

◆ジュース材料となる有機農産物などの取り寄せ照会先

- ㈲愛農ネット本部　〒518-0221　三重県伊賀市別府692-3　TEL 0595-52-4170　FAX 0595-52-4173　E-mail：net@ainou.or.jp　ニンジンなどの有機農産物の販売
- 農業生産法人　オーガニックファームつくばの風㈲
  〒300-2647　茨城県つくば市手子生997-1　FAX 029-847-9880
  E-mail：support@tsukubanokaze.net　URL：http://www.tsukubanokaze.net
  有機野菜生産者による直販。ジュース用ニンジン・野菜セットなど。
- 萩原ファーム　〒300-2647　茨城県つくば市手子生994　携帯 090-4623-7328　FAX 029-847-8420　有機JASニンジンなどの販売
- 浅野農園　〒300-2521　茨城県常総市大生郷町4049-7（出荷時期6～7月、10～3月）
  TEL 0297-21-6010　FAX 0297-24-3119　有機栽培のニンジンの販売
- 石田農園　〒300-2645　茨城県つくば市上郷7908-1　FAX 029-846-5233
  E-mail：info@ishida-farm.com　URL：http://www.ishida-farm.com/
  有機JAS秋冬ニンジン、タマネギ、トウモロコシ、ベビーリーフの販売
- まんまえん　〒289-1705　千葉県山武郡横芝光町宝米1135　FAX 0479-85-0345
  無農薬、無化学肥料のニンジンの販売（出荷時期12～2月、5～6月）
- 農業生産法人　㈱ベルファーム　〒300-1273　茨城県つくば市下岩崎1041-1
  TEL 0120-361-366（フリーダイヤル）　FAX 029-876-5880
  URL：www.bellfarm.co.jp　無農薬（ケール、ニンジン）栽培の冷凍青汁、ニンジンジュース、生ニンジンの一貫生産・販売
- ㈲津南高原農産　〒949-8311　新潟県中魚沼郡津南町大字中深見丁114
  TEL 0257-65-4448　FAX 0257-65-3377　ニンジンジュースなどの販売
- 常総生活協同組合　〒302-0109　茨城県守谷市本町281　TEL 0297-48-6925
  FAX 0297-45-1630
- パルシステム生活協同組合連合会（受付センター）　TEL 0120-53-4400（フリーダイヤル）受付時間月～金9：00～20：00
- オルター　〒584-0048　大阪府富田林市西板持町2-3-5　TEL 0120-0610-76（フリーダイヤル）　FAX 0721-34-2777　無農薬栽培によるニンジンジュースなどの販売
- 三育ベジタス㈱　〒299-0265　千葉県袖ヶ浦市長浦拓1-1-65　TEL 0120-593-319（フリーダイヤル）　FAX 0438-60-9690　URL：http://vegetus.dg.shopserve.jp
  リンゴジュースなど三育フーズ製品の販売
- 大地を守る会　〒261-8554　千葉市美浜区中瀬1-3　幕張テクノガーデンD棟21階
  TEL 0120-158-183（フリーダイヤル）　月～土9：00～18：00
  URL：http://www.daichi.or.jp/　有機農産物、無添加食品などの宅配（会員）、インターネット通販
- らでぃっしゅぼーや㈱　〒105-0011　東京都港区芝公園3-1-13　アーバン芝公園
  TEL 0120-831-375（フリーダイヤル）　FAX 0120-831-825（フリーダイヤル）
  URL：http://corporate.radishbo-ya.co.jp/
  有機・低農薬野菜、無添加食品などの宅配（会員）、インターネット通販
- 自然食の店　サン・スマイル　〒356-0052　埼玉県ふじみ野市苗間1-15-27
  TEL 049-264-1903　FAX 049-264-1914　E-mail：web@sunsmile.org
  無農薬・減農薬、無肥料自然栽培の農産物、加工食品などの取り扱い、販売

インフォメーション　　　　　　　　　　　　　　＊敬称略。2011年6月現在

◆ゲルソン療法の指導施設や患者の会、支援団体など
- 星野式ゲルソン食養入院・紫峰の森クリニック　医師・田中康雄（院長）
  〒300-2655　茨城県つくば市島名472-1　TEL 029-848-2348　FAX 029-847-5015
  URL：http://shihounomori.com/index.html
- ロマリンダクリニック
  〒963-8002　福島県郡山市駅前2-11-1　TEL 024-924-1161　FAX 024-924-1183
  医師・富永國比古（院長、常勤）、星野仁彦ほか（非常勤）
- 健康増進クリニック
  〒102-0074　東京都千代田区九段南4-8-21　山脇ビル5F
  TEL 03-3237-1777　FAX 03-3237-1778　医師・水上治（院長）
- 自然療法研究所・西村クリニック
  〒389-0406　長野県東御市八重原915-27　TEL 0268-61-6144　FAX 0268-61-6145
  医師・西村誠（所長）
- 医聖会　会長・成毛壯一郎
  〒289-1223　千葉県山武市埴谷1932　TEL 0475-80-7422　FAX 0475-88-4677
  会員制。講習会開催、野菜、穀類などオーガニック商品を中心とした販売
- がんを考える「ひいらぎの会」　代表・鈴木牧子
  〒960-0211　福島市飯坂町湯野字横町19-4　TEL 024-542-4561　FAX 024-542-0105
- 星野式ゲルソン療法を実践するランチの会　代表・矢澤容子
  〒300-4223　茨城県つくば市小田3246-3　TEL&FAX 029-867-0600
- NPO法人　ガンの患者学研究所
  〒227-0033　神奈川県横浜市青葉区鴨志田町569-1-17-105
  TEL 045-962-7466（月〜金　9：30〜13：00／土・日・祝日は休み）
  FAX 045-962-2116（24時間受付）
- 自健会（創始者・今村光一）
  〒113-0033　東京都文京区本郷3-43-8-401　TEL 03-5804-4080　FAX 03-5802-0606
  月〜木　10：00〜16：30　E-mail：info@npo-jikenkai.jp

◆甲田療法を実践、支援する施設や団体など
- 少食健康生活サポートセンターさくら
  〒581-0869　大阪府八尾市桜ヶ丘2-228　TEL 072-991-7191　FAX 072-991-7283
- 山田健康センター
  〒581-0869　大阪府八尾市桜ヶ丘2-76　TEL&FAX 0729-97-6177
  営業日　月〜土（9：00〜17：00）
- 西式健康法　西会本部　本部長・西万二郎
  〒174-0043　東京都板橋区坂下1-39-13　TEL 03-5392-2495　FAX 03-5392-2496
- 西式健康法　大阪西会　代表・山根万寿裕
  〒631-0002　奈良市東登美ヶ丘4-8-8　TEL 0742-43-8303　FAX 0742-43-8188

●推薦者プロフィール
星野仁彦（ほしの よしひこ）
　1947年、福島県会津若松市生まれ。福島県立医科大学卒業後、同大神経精神科へ入局。84〜85年、米国エール大学児童精神科留学。医学博士。福島県立医科大学教授を経て、現在、福島学院大学福祉学部学部長・大学院附属心理臨床相談センター長、心療内科医師。90年、自身が転移性大腸がんを発症し外科手術で切除するものの、半年後に肝臓2か所に転移。ゲルソン式食事療法を実践して、がんを克服する。実体験に根ざした星野式ゲルソン食事療法の普及・啓蒙に取り組む。
　著書に『摂食障害の診療ストラテジー』（新興医学出版社）、『医師のための摂食障害119番』（ヒューマンTY）、『ガンと闘う医師のゲルソン療法』（マキノ出版）ほか多数。

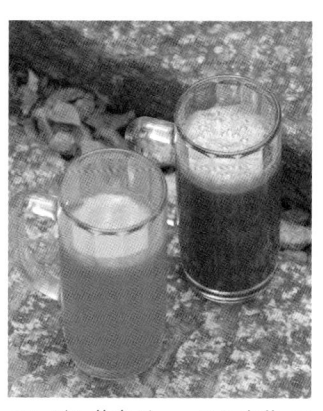

ニンジン基本ジュースと青菜・ニンジンジュース

　　　デザイン——寺田有垣　ビレッジ・ハウス
　　　　撮影——三宅 岳
　　　写真協力——丹野清志　蜂谷秀人　熊谷 正
　　　　　　　　三戸森弘康　福田 俊　須藤尚俊
　　　　　　　　鈴木直人　岡村信弘　野村 淳
　　　　　　　　大木和代　菊本るり子　樫山信也
　イラストレーション——おちまきこ
　　　　校正——吉田 仁

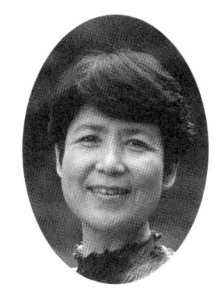

●著者プロフィール
境野米子（さかいの こめこ）

　群馬県前橋市生まれ。千葉大学薬学部卒業後、東京都立衛生研究所にて食品添加物、残留農薬、重金属汚染などを研究。福島県に転居後、土に根ざした暮らし、自然にやさしい生き方を追究し、地域の有機農業運動などに深くかかわる。
　現在、暮らし研究工房主宰、生活評論家、薬剤師。築150年の茅葺き屋根の古民家を修理して住み、食・農・環境、暮らしの分野の問題の研究を続ける。また、講演会、講習会などで自然食・穀菜食・伝統食をとり入れた食生活、さらにみずからの実体験、実践をもとにした食事療法レシピなどを指導している。
　著書に『よく効く野草茶ハーブ茶』、『玄米食 完全マニュアル』、『おかゆ一杯の底力』、『一汁二菜』、『素肌にやさしい手づくり化粧品』、『病と闘う食事』（ともに創森社）など多数。

病と闘うジュース

2011年7月20日　第1刷発行

著　　者──境野米子

発　行　者──相場博也
発　行　所──株式会社 創森社
　　　　　　〒162-0805 東京都新宿区矢来町96-4
　　　　　　TEL 03-5228-2270　FAX 03-5228-2410
　　　　　　http://www.soshinsha-pub.com
　　　　　　振替00160-7-770406
組　　版──有限会社天龍社
印刷製本──中央精版印刷株式会社

落丁・乱丁本はおとりかえします。定価は表紙カバーに表示してあります。
本書の一部、あるいは全部を無断で複写・複製することは、法律で定められた場合を除き、著作権および出版社の権利の侵害となります。
©Komeko Sakaino 2011　Printed in Japan ISBN978-4-88340-261-8 C0077

〝食・農・環境・社会〟の本

創森社　〒162-0805 東京都新宿区矢来町 96-4
TEL 03-5228-2270　FAX 03-5228-2410
＊定価(本体価格＋税)は変わる場合があります

http://www.soshinsha-pub.com

園芸福祉入門
日本園芸福祉普及協会 編
A5判228頁　1600円

全記録 炭鉱
鎌田慧 著
A5判368頁 1890円

食べ方で地球が変わる～フードマイレージと食・農・環境～
山下惣一・鈴木宣弘・中田哲也 編著
A5判152頁 1680円

虫と人と本と
小西正泰 著
A5判524頁 3570円

割り箸が地球と地球を救う
佐藤敬一・鹿住貴之 著
A5判96頁 1050円

森の愉しみ
柿崎ヤス子 著
四六判208頁 1500円

園芸福祉 地域の活動から
日本園芸福祉普及協会 編
B5変形判 184頁 2730円

ほどほどに食っていける田舎暮らし術
今関知良 著
A5判224頁 1470円

育てて楽しむ タケ・ササ 手入れのコツ
内村悦三 著
A5判196頁 1575円

ブルーベリーに魅せられて
西下はつ代 著
A5判124頁 1500円

野菜の種はこうして採ろう
船越建明 著
A5判112頁 1365円

直売所だより
西下はつ代 著
A5判288頁 1680円

ペットのための遺言書・身上書のつくり方
高野瀬順子 著
A5判80頁 945円

グリーン・ケアの秘める力
近藤まなみ・兼坂さくら 著
A5判276頁 2310円

心を沈めて耳を澄ます
鎌田慧 著
四六判360頁 1890円

いのちの種を未来に
野口勲 著
A5判188頁 1575円

森の詩～山村に生きる～
柿崎ヤス子 著
四六判192頁 1500円

田園立国
日本農業新聞取材班 著
四六判326頁 1890円

農業の基本価値
大内力 著
四六判216頁 1680円

現代の食料・農業問題 ～誤解から打開へ～
鈴木宣弘 著
A5判184頁 1680円

虫と賛歌
梅谷献二 著
A5判268頁 1890円

山里の食べもの誌
杉浦孝蔵 著
四六判292頁 2100円

緑のカーテンの育て方・楽しみ方
緑のカーテン応援団 編著
A5判84頁 1050円

育てて楽しむ 雑穀 栽培・加工・利用
郷田和夫 著
A5判120頁 1470円

オーガニック・ガーデンのすすめ
曳地トシ・曳地義治 著
A5判96頁 1470円

育てて楽しむ ユズ・柑橘 栽培・利用加工
音井格 著
A5判96頁 1470円

バイオ燃料と食・農・環境
加藤信夫 著
A5判256頁 2625円

田んぼの営みと恵み
稲垣栄洋 著
A5判140頁 1470円

石窯づくり 早わかり
須藤章 著
A5判108頁 1470円

ブドウの根域制限栽培
今井俊治 著
B5判80頁 2520円

飼料用米の栽培・利用
小沢亙・吉田宣夫 編
A5判136頁 1890円

農に人あり志あり
岸康彦 編
A5判344頁 2310円

現代に生かす竹資源
内村悦三 監修
A5判220頁 2100円

人間復権の食・農・協同
河野直践 著
四六判304頁 1890円

反冤罪
鎌田慧 著
四六判280頁 1680円

薪暮らしの愉しみ
深澤光 著
A5判228頁 2310円

農と自然の復興
宇根豊 著
A5判304頁 1680円

農の世紀へ
日本農業新聞取材班 著
A5判328頁 1890円

田んぼの生きもの誌
稲垣栄洋 著／楢喜八 絵
A5判236頁 1680円

はじめよう！ 自然農業
趙漢珪 監修／姫野祐子 編
A5判268頁 1890円

農の技術を拓く
西尾敏彦 著
四六判288頁 1680円

東京シルエット
成田一徹 著
四六判264頁 1680円

玉子と土といのちと
菅野芳秀 著
四六判220頁 1575円

生きもの豊かな自然耕
岩澤信夫 著
四六判212頁 1575円

里山復権 能登からの発信
中村浩二・嘉田良平 編
A5判228頁 1890円

自然農の野菜づくり
川口由一 監修／高橋浩昭 著
A5判236頁 2000円